Selbstzweifel Ade

Wie Kinder Selbstliebe lernen und finden

Caren Tuchberg

Jeder Mensch ist dazu bestimmt, zu leuchten! Unsere tiefgreifendste Angst ist nicht, dass wir ungenügend sind, unsere tiefgreifendste Angst ist, über das Messbare hinaus kraftvoll zu sein. Es ist unser Licht, nicht unsere Dunkelheit, die uns am meisten Angst macht.

// Zitat Nelson Mandela

Dieses Buch widme ich allen Familien, die ihre Kinder dabei unterstützen, ihr Licht in die Welt zu tragen, selbstbewusst und voller Selbstliebe.

INHALT

Einführung

Mein Name ist Caren Tuchberg, und viele meiner Mitmenschen bezeichnen mich als egoistisch. Irgendwann kam in mir die Frage auf, ob es denn schlimm sei, meine eigenen Bedürfnisse als gleich wichtig zu sehen, wie die meiner Familie und meines Umfeldes? Ich bin eine liebende Mutter, und Ehefrau. Aber ist es mir denn nicht nur deswegen möglich, meine Kinder auf diese einzigartige Weise einer Mutter zu lieben, weil ich gelernt habe, mich selbst zu lieben?

Aber mal der Reihe nach…auch ich kannte Gedanken wie

- Warum denkst du, dass gerade du das schaffen wirst?
- Das ist doch nichts für mich

- Bleib doch lieber bei Dingen die du kannst
- Ich bin doch nicht gut genug dafür

Gott sei Dank lebe ich in einer Familie und habe ein Umfeld, in dem es möglich ist, diese Punkte anzusprechen, mich Schritt für Schritt weiter zu entwickeln, meine eigenen Wert zu erkennen und mich dadurch mehr und mehr zu lieben.

Schon als Kind beginnen wir leider damit, viel zu oft ja zu sagen obwohl wir eigentlich nein meinen. Oftmals ist die Angst vor der Ablehnung, die uns dazu treibt. Schon hier, als kleines Kind, wäre es oft so wichtig, einen gesunden Egoismus zu entwickeln, die eigenen Grenzen zu setzen und diese auch zu halten. Meine Intention war es ein persönliches Buch zu schreiben, dass die o.a. Fragen und noch viele mehr beantwortet. Es soll dir und deinem Kind ein vortrefflicher Begleiter sein, am Weg die Selbstliebe deines Kindes zu finden und ihm dabei helfen, hinderliche Selbstzweifel ein für alle Mal los zu werden – den Durchbruch zu schaffen.

Auf den nächsten Seiten warten viele Antworten, Impulse und auch Werkzeuge auf dich – maßgeschneidert um deinem Kind zu einem selbstbestimmten Leben zu verhelfen. Dieses Buch ist für alle, denen die Selbstliebe ihres Kindes eine Herzensangelegenheit ist - die aber nicht immer wissen, wie sie ihr Kind auf diesem Weg idealerweise begleiten und, wenn nötig, auch führen können.

Viel Spaß beim Lesen,

Deine Caren

Egoismus entsteht

aus Mangel an

Selbstliebe

// Zitat Andreas Tenzer

Einleitung

Wenn du dich an deine eigene Kindheit zurückerinnerst, was wirst du dann vor deinem inneren Auge sehen können? Wahrscheinlich sind es viele Erlebnisse, die du zusammen mit deiner Familie und deinen Freunden hattest und die dich für dein ganzes Leben geprägt haben. Nur du weißt, ob es größtenteils schöne Erinnerungen sind oder ob du dich nur ungern daran zurückerinnern willst. Ich hoffe jedoch, dass du überwiegend schöne Erinnerungen hast, wenn du einen Blick zurückwirfst und dich daran erfreuen kannst.

Leider neigen wir Menschen dazu, uns selbst etwas vorzumachen. So wirst du Erinnerungen, die mit Ablehnung, Unsicherheit oder anderen negativen Erfahrungen zu tun haben, gar nicht erst aufkommen lassen oder hast sie einfach in die hinterste Ecke deines Unterbewusstseins verbannt, um sie zu vergessen. Doch auch, wenn du es nicht wahrhaben willst, so zeigen sich diese Erfahrungen in deinem täglichen Verhalten. Vielleicht fragst du dich oft, ob dich dein Partner wirklich liebt, hast Verlassens-Ängste oder nur sehr wenig Selbstvertrauen in deine eigenen Fähigkeiten, was sich auch bei deinem Job bemerkbar macht. Vielleicht traust du dich auch nicht, den Menschen in deinem Umfeld die Stirn zu bieten und zu sagen, was du wirklich möchtest. Oder aber du bist schnell beleidigt, wenn jemand Kritik an deiner Arbeit übt.

All diese Verhaltensweisen haben sich in deiner Kindheit entwickelt. Du hast innerhalb deines persönlichen Umfeldes Erfahrungen gesammelt und Strategien entwickelt, mit denen du auf bestimmte Situationen reagierst. Dazu gehören deine positiven Verhaltensweisen genauso wie deine negativen Verhaltensweisen. Sie sind fest in deinem Unterbewusstsein manifestiert.

Es sind in der Regel die negativen Erfahrungen und unsere Strategien darauf, die uns im Erwachsenenalter immer wieder Steine in den Weg legen. Sie beeinflussen, wie wir unsere Umgebung wahrnehmen, wie wir uns fühlen und wie wir dann letztlich handeln. Das Unterbewusstsein lenkt uns in gewisser Weise mehr, als der rationale Verstand es tut.

Wenn man nun als Erwachsener selbst eine Familie gründen möchte, dann will man doch, dass alles perfekt ist, oder? Man möchte auf die Ängste, Sorgen und Nöte des Kindes eingehen, will ihm immer eine Stütze sein und es mit Liebe überhäufen. Man versucht stets, sein Bestes zu geben. Da wirst du mir wahrscheinlich zustimmen. In der Theorie hört sich das auch recht simpel an. Doch die Realität holt dich dann irgendwann mit voller Wucht von deinem Ideal herunter zurück auf den Boden der Tatsachen. Es ist weitaus schwerer, immer angemessen zu reagieren, als du dir das vorgestellt hast.

Doch wie reagiert man denn angemessen in bestimmten Situationen? Das ist eine Frage, auf die jeder eine andere Antwort hat. Deine Großeltern sagen dir, dass du dein Baby ruhig mal schreien lassen und nicht immer gleich bei jedem Piep rennen sollst. Deine Eltern raten dir, dass ein Klaps auf den Po noch niemandem geschadet hat. Aus dir ist schließlich auch ein anständiger Mensch geworden. Wieder jemand anderes erklärt dir, dass du wirklich immer zwei Augen auf dein Kind werfen und ihm jede Hürde aus dem Weg räumen musst, damit es sich nicht verletzen kann. Aber all diese unterschiedlichen Ratschläge lassen dich verwirrt zurück. Du bist dadurch nicht viel schlauer als vorher, sondern machst dir noch viel mehr Gedanken.

Niemand ist perfekt und gerade in der Erziehung gibt es so einige Fehler, die Eltern machen, ohne sich dessen bewusst zu sein. Vor allem deshalb, weil es in Erziehungsfragen so viele unterschiedliche Meinungen gibt. Auch sogenannte Experten sind sich in dieser Hinsicht nicht immer einig. Wie also schafft man es, dass die eigenen Kinder ein gesundes Selbstwertgefühl entwickeln und lernen können, sich selbst zu lieben und so anzunehmen, wie sie sind?

Wenn ich grob skizzieren müsste, was Kinder benötigen, um sich körperlich und geistig zu gesunden Erwachsenen zu entwickeln, dann würde ich sagen, dass es vier wichtige Hauptbestandteile in der Erziehung sind, die dazu führen:

- Urvertrauen in sich selbst und die Bezugspersonen
- Verständnis
- Rückhalt
- Liebe.

In diesem Buch soll es nicht nur darum gehen, dir die ideale Taktik aufzuzeigen, wie du deinem Kind beibringen kannst, sich selbst zu lieben. Vielmehr geht es darum, dass du dein eigenes Verhalten deinem Kind gegenüber reflektieren lernst. Denn die

Erfahrungen, die du in deiner eigenen Kindheit gesammelt hast, wirken sich stark darauf aus, wie du mit deinem Kind umgehst. Was du selbst vielleicht als nötig erachtest, um deinem Kind etwas beizubringen oder dein Kind zu schützen, kann möglicherweise dafür sorgen, dass dein Kind Ablehnung erfährt oder sich durch dein Verhalten stark verunsichert fühlt. Ich habe dieses Buch geschrieben, um Fehlinformationen in Erziehungsfragen aufzudecken und sie richtigzustellen. Du sollst lernen, was gewisse Verhaltensweisen bei einem Kind auslösen können und wie sie sich negativ auf die kindliche Psyche auswirken.

Ein Kind ist kein kleiner Erwachsener, so wie es manche Menschen empfinden, sondern einfach nur ein Kind. Und es ist sehr zerbrechlich. Die Aufgabe der Eltern ist es, das Kind anzuleiten, zu beschützen, zu umsorgen und vor allem zu stärken, damit es in dieser Welt selbstständig und in sich gefestigt seinen Weg gehen kann mit allem, was dazugehört. Ein Kind soll ohne Angst Freundschaften schließen oder eine Beziehung führen können. Das kann allerdings nur funktionieren, wenn das Kind die Person liebt, mit der es schon seit seiner Geburt die wichtigste Beziehung seines Lebens führt. Nämlich sich selbst.

Dieses Buch soll dir dabei helfen, nicht nur dein Kind, sondern auch dich selbst besser kennenzulernen. Es nützt nichts, dir einfach nur aufzuzeigen, wie du es nicht machen sollst. Es geht auch und vor allem um das „Warum". Nur wenn du weißt, warum du in manchen Situationen reagierst, wie du es tust, kannst du aktiv auch etwas verändern.

Sich selbst lieben – wie geht das überhaupt?

Im Grunde sind wir uns doch einig. Sich selbst zu lieben ist wichtig, um erhobenen Hauptes durchs Leben zu gehen. Doch was bedeutet sie eigentlich, diese Selbstliebe?

Selbstliebe, auch als Selbstwertgefühl bezeichnet, definiert sich über das Bewusstsein des Einzelnen. Alle Gefühle, Talente, Sorgen und Gedanken machen den Menschen zu dem, der er ist. Es kommt darauf an, ob der Mensch sich auch so akzeptieren kann. Ob er mit sich zufrieden ist, mit all seinen Stärken, aber auch seinen Schwächen, die ebenso zu ihm gehören.

Die Selbstliebe wird schon in der frühsten Kindheit geprägt und durch die Bezugspersonen des Kindes gestärkt. Wenn ein Kind überwiegend positive

Signale aus seinem Umfeld erhält, ernst genommen wird, Respekt und Wertschätzung erfährt, kann sich auch das Selbstwertgefühl positiv entwickeln. Dem Kind wird von seinen Bezugspersonen suggeriert, dass es wertvoll und wichtig ist. So kann es sich selbst auch als wertvoll und wichtig erachten.

Werden dem Kind diese Werte nicht vermittelt, fühlt es sich wertlos, klein und unwichtig. Da das Kind aus seiner nächsten Umgebung von seinen Bezugspersonen kaum bis überhaupt keine Zuneigung erfährt, sondern ihm überwiegend nur Kritik, Wut oder Ablehnung entgegenschlägt, wird es sich selbst auch nicht wertschätzen oder gar lieben können. Das Selbstwertgefühl verkümmert. Diese Kinder werden es schwer haben, sich im Leben zu behaupten oder Beziehungen zu anderen Menschen aufzubauen zu können.

Ist ein Mensch fähig, sich selbst zu lieben, wird er, trotz negativen Gefühlen aus seiner Umwelt, wie Kritik oder Ablehnung, nicht verzweifeln. Er wird trotz allem seinen Weg gehen, denn Einflüsse von außen haben kaum Auswirkungen darauf, wie er sich selbst wahrnimmt. Doch das Selbstwertgefühl entwickelt sich langsam und kann nur in einer liebevollen Umgebung wachsen, in der Vertrauen und gegenseitiger Respekt eine entscheidende Rolle spielen.

Zu wissen, dass man geliebt wird, genauso wie man ist, die Gewissheit, sich nicht für andere verbiegen zu müssen, um gemocht zu werden. Durch diese gefestigten Überzeugungen können wir gestärkt durchs Leben gehen. Genau das ist es doch auch, was du dir für dein Kind wünschst, oder? Dass es durch deine Zuneigung und deine Liebe weiß, dass es etwas Besonderes ist und sich auch als solches annehmen kann.

Indem du deinem Kind diese Gewissheit gibst, hat dein Kind auch einen guten Grund, sich selbst zu akzeptieren und zu lieben.

Das Selbstwertgefühl deines Kindes effektiv stärken

Sich selbst lieben zu lernen ist keine Sache, die du deinem Kind einfach so in die Hand drücken oder ihm kaufen kannst. Das Selbstwertgefühl ist etwas sehr Komplexes, vergleichbar mit einem Samenkorn. Du pflanzt es in die Erde ein und gibst ihm jeden Tag ein bisschen Wasser. Irgendwann keimt der Samen auf und es entwickelt sich ein kleines Pflänzchen, das bei weiterer guter Behandlung zu einer starken und schönen Blume heranwachsen kann. Kümmerst du dich allerdings nicht ausreichend um den eingepflanzten Samen, dann wird er langsam, aber sicher eingehen und verkümmern.

Selbstliebe zu entwickeln ist also ein langsamer Wachstumsprozess, für den du als Bezugsperson maßgeblich verantwortlich bist. Du musst deshalb die perfekten Rahmenbedingungen schaffen, damit das Selbstwertgefühl deines Kindes die Chance hat, heranzuwachsen. Zu diesen Rahmenbedingungen gehören natürlich Vertrauen, Liebe, Fürsorge, genügend Aufmerksamkeit, Geborgenheit und Sicherheit. Sie sind das Grundgerüst, also der Topf mit der nahrhaften Erde, indem das Samenkorn der Selbstliebe wachsen und gedeihen kann.

Da Eltern auch nur Menschen sind, sagen oder tun wir manchmal Dinge, die diesen Wachstumsprozess auf negative Art und Weise beeinflussen. Das geschieht in der Regel nicht mit Absicht, denn Eltern wollen immer das Beste für ihr Kind. Wir versuchen stets, im Interesse des Kindes zu handeln, es vor Gefahren zu schützen und ihm bei Schwierigkeiten zu helfen. Aber es gibt Situationen, in denen das vermeintlich Richtige eigentlich komplett falsch ist. Wir Eltern bemerken nicht, dass wir unserem Kind durch dieses Fehlverhalten schaden und den Samen der Selbstliebe langsam eingehen lassen.

Aus diesem Grund ist es wichtig, dass du bereit bist, dein eigenes Verhalten kritisch zu hinterfragen. Nimm dir einen ruhigen Moment und versetze dich in die Lage deines Kindes. Stelle dir dabei folgende Fragen:

- Wie fühlt sich dein Kind, wenn du (mal wieder) zu große Erwartungen in seine Fähigkeiten hast?
- Auf welche Weise reagiert dein Kind darauf?
- Hast du durch dein Verhalten dafür gesorgt, dass sich dein Kind selbst lieben kann oder hat es eher dazu geführt, dass dein Kind unsicher wird oder sogar Angst bekommen hat?
- Würdest du dich selbst genauso behandeln, wie du dein Kind behandelt hast?

Indem du dir die Zeit nimmst, dein Verhalten in den verschiedenen Situationen zu reflektieren, kannst du herausfinden, ob du das Selbstwertgefühl deines Kindes effektiv stärkst. Ist das nicht der Fall und du kommst zu dem Schluss, dass dein Verhalten das genaue Gegenteil bewirkt hat, dann hast du nun die Chance, dein Verhalten zu ändern, um das

Selbstwertgefühl deines Kindes in Zukunft stärken zu können.

Noch ein kleiner Tipp zur Stärkung des Selbstwertgefühls deines Kindes

Durch Erfolg und Zuspruch der Bezugspersonen lernt ein Kind, dass es etwas wert ist. Diesen Zuspruch solltest du deinem Kind unbedingt geben. Doch im Alltag kommt das oft zu kurz. Kleine Erfolge, die dein Kind meistert, werden manchmal übersehen oder als selbstverständlich betrachtet. Um zu verhindern, dass diese Erfolge am Ende des Tages untergehen, habe ich hier noch einen kleinen Tipp für dich. Er soll dir dabei helfen, mehr Achtsamkeit zu entwickeln und auch kleine Erfolge mit deinem Kind zu feiern.

Setze dich allein oder mit deinem Partner am Ende des Tages zusammen und schreibt auf, was euer Kind an diesem Tag, in dieser Woche oder in diesem Monat alles gelernt und welche Schwierigkeiten es gemeistert hat. Vergiss auch nicht, die schönen Momente mit deinem Kind aufzuschreiben. Denn es dreht sich nicht nur alles im Leben um Leistung, sondern auch um die emotionale Entwicklung des Kindes.

Du wirst feststellen, dass du und dein Partner sehr wahrscheinlich ganz unterschiedliche Punkte zu Papier bringen werdet. Das ist auch gut so, denn Empfindungen und Erlebtes sind subjektiv. Das, was du selbst vielleicht als nicht erwähnenswert betrachtest, ist für deinen Partner ein Erfolg für euer Kind.

Sobald ihr die Erfolge eures Kindes zu Papier gebracht habt, könnt ihr sie eurem Kind vorlesen oder mit eigenen Worten sagen, warum ihr stolz auf euer Kind seid.

Das erinnert dich wahrscheinlich an die erste Zeit mit deinem Kind, als es noch ein Baby war und du jede noch so kleine Entwicklung zu Papier gebracht hast. Wie stolz bist du gewesen, als dein Kind sein erstes undeutliches Wort gebrabbelt hat. Genauso kann es doch eigentlich immer sein. Das zeigt deinem Kind, dass du alles, was es tut, als wichtig erachtest. Zeige deinem Kind also offen, wie stolz du darauf bist, was es erreicht hat.

Die Selbstliebe deines Kindes zu stärken ist also gar nicht schwer, solange du achtsam bist, deinem Kind Liebe und Respekt entgegenbringst und dich mit deinem Kind über jeden noch so kleinen Erfolg freuen kannst. Gib deinem Kind dabei die Unterstützung, die es benötigt, um seine Talente und Fähigkeiten zu entdecken und diese auszubauen.

Hat dein Kind Selbstvertrauen in seine Fähigkeiten entwickelt, kann es sich auch an Dinge herantrauen, die es nicht so gut beherrscht. Traue deinem Kind zu, dass es auch diese schwierigen Herausforderungen mit Bravour meistern kann. Schenkst du deinem Kind dein Vertrauen, dann wird dein Kind auch automatisch an sich selbst glauben.

Sich selbst zu lieben ist

der Beginn einer

lebenslangen

Leidenschaft!

// Zitat Oscar Wilde

Wieso ein „Nein“ bei Kindern nicht den gewünschten Effekt erzielt

Sobald ein Baby anfängt, krabbelnd und kriechend die Welt um sich herum zu entdecken, wirst du es wohl oder übel irgendwann auch sagen müssen, das erste „Nein“. Dabei ist das „Nein“ überhaupt nicht böse gemeint. Du möchtest dein Kind nur vor Gefahren beschützen und ihm beibringen, was richtig und was falsch ist. Vor allem ganz kleine Kinder können manche Situationen nicht richtig einschätzen, sehen und kennen die Gefahren um sie herum nicht. Woher sollten sie auch, denn sie sind ja gerade erst dabei, die Welt zu entdecken. Kleinkinder wissen nicht, dass es gefährlich sein kann, den Finger in eine Steckdose zu stecken oder dass sie einen Flaschendeckel nicht einfach in den

Mund nehmen dürfen, weil sie daran ersticken könnten. So wird das „Nein“ ihr ständiger Begleiter auf dem Weg des Älterwerdens.

Oft passiert es vollkommen unbewusst, dass wir dieses spezielle Wörtchen einfach zu oft in den Mund nehmen. Neben „Papa“ und „Mama“ ist das „Nein“ eines der Wörter, die kleine Kinder am häufigsten als Erstes sagen können, denn sie hören es einfach sehr oft. Das hat allerdings zur Folge, dass ein „Nein“ irgendwann seinen Wert verliert. Anfangs kommst du bei deiner Erziehung mit einem einfachen „Nein“ noch relativ weit. Dein Kind stellt das Verbot nicht infrage. Aber irgendwann wendet sich das Blatt. Ein „Nein“ wird dann vom Kind nicht mehr ernst genommen und einfach ignoriert. Vielleicht ist es dir auch schon einmal so ergangen. Auf ein klares „Nein“ deinerseits bekamst du vielleicht einen Schwall Widerworte zurück oder dir schlug Gleichgültigkeit entgegen.

Dieses Verhalten kann Eltern in den Wahnsinn treiben. Dein „Nein“ kann nicht mehr durchdringen. Doch wie sollst du deinem Kind sonst klarmachen, dass du sein Handeln oder Verhalten nicht billigst? Du möchtest schließlich, dass dein Kind auf dich hört und das tut, was du von ihm willst. Doch ist es auch das, was dein Kind braucht?

Gehorchen um jeden Preis?

Experten sind sich mittlerweile sicher, dass ein ständiges „Nein“ und Verbote, das Verhältnis zwischen Eltern und ihren Kindern stark belasten können. Das fängt schon bei Kleinkindern an. Ein „Nein“ gepaart mit einem strengen Blick, wenn das Kleinkind an die Steckdose fassen will, wird vom Kind vollkommen falsch interpretiert. Es weiß nicht, dass du die Handlung als solche kritisierst, sondern es sieht dein „Nein“ als Ablehnung seiner Person.

Dein Kind reagiert auf deine Gefühle und Emotionen, die du mit deinen Worten sendest. Ein strenges, vielleicht sogar gebrülltes „Nein“ prägt sich zwar in das Gedächtnis deines Kindes ein, doch nicht so, wie du es gerne hättest. Es lernt nicht, dass sein Handeln (der Finger in der Steckdose) gefährlich ist. Denn dazu müsste ein Kleinkind den sprachlichen Kontext verstehen, was es in den ersten zwei Lebensjahren allerdings noch nicht kann. Leider ist es so, dass dein Kind deinen Tadel nicht auf sein Handeln, sondern auf sich selbst bezieht. Mit einem einfachen „Nein“ kannst du also die Selbstliebe, die dein Kind aufbauen soll, schon in den ersten Lebensjahren entscheidend gefährden.

Wenn dein Kind dann in dem Alter ist, indem es deine Worte auch nachvollziehen kann, fängt es auch an, diese zu hinterfragen. Dein Kind möchte wissen, aus welchem Grund es eine Handlung einstellen soll. Ein einfaches „Nein“ reicht dann nicht mehr aus. Du musst deinem Kind eine plausible Erklärung dazu abliefern, damit es dich nicht nur ignoriert, sondern auch versteht, was und weshalb du etwas von ihm möchtest. Leider bedeutet das nicht, dass dein Kind mit deinen Erklärungen immer einverstanden ist. Denn manchmal sind die Wünsche von uns Eltern ganz anders als die Wünsche des Kindes.

Vergiss nicht, ein Kind ist kein Hund, der dir aufs Wort zu gehorchen hat. Ein Kind ist ein kleines Individuum, das sich zu einem selbstständigen Erwachsenen entwickeln soll. Mit eigenen Bedürfnissen, Wünschen und Vorstellungen. Willst du wirklich, dass dein Kind alles tut, was du von ihm verlangst? Ohne Widerworte? Mit ständigem „Nein" und den üblichen Bestrafungen erreichst du nicht, dass dein Kind Verständnis hat, sondern du erzeugst Angst vor weiteren Strafen. Auf diese Weise kann sich bei deinem Kind keine Selbstliebe entwickeln, sondern nur Unsicherheit und Selbstzweifel.

Maßnahmen, die wirklich etwas bewegen können

Ein „Nein" oder eine Strafe sind also keine hilfreichen Mittel für die Kindeserziehung. Es gibt Maßnahmen, die wesentlich wirkungsvoller sind und auf liebevolle Weise den gewünschten Effekt erzielen können.

Du wünschst dir, dass dein Kind das richtige Maß an Selbstliebe entwickelt, um sich selbstständig in der Welt zurechtzufinden. Und du möchtest, dass du und dein Kind eine innige Beziehung habt, die auf Vertrauen, Liebe und Respekt basiert. Das erreichst du jedoch nicht, wenn du von deinem Kind ein gewünschtes Verhalten oder Handeln erwartest, sondern du erreichst es nur durch Geduld und Zuneigung. Eine Methode, bei der du einen sofortigen Effekt erhalten kannst, gibt es leider nicht, doch es gibt Alternativen und Ideen, wie du mit deinem Kind umgehen kannst, ohne es zu bestrafen.

Diese Umstellung ist ein Prozess, der sich langsam entwickelt. Schließlich musst du dein eigenes Verhalten komplett überdenken und das „Nein" weitestgehend aus deinem Wortschatz streichen. Das ist mitunter ziemlich schwierig. Doch es funktioniert, wenn du mit deinem Kind, aber auch mit dir selbst geduldig bist.

Ich habe dir einen kleinen Werkzeugkoffer voller Ideen mitgebracht, die du anstelle des üblichen „Neins“ oder einer Strafe einsetzen kannst. Die meisten dieser Ideen sind nicht nur kurzfristige Lösungen, sondern können langfristig für ein besseres Verständnis zwischen dir und deinem Kind sorgen.

Idee 1: Erkenne das Bedürfnis deines Kindes

Ist dein Kind wieder einmal quengelig und unausstehlich, dann wahrscheinlich nicht deswegen, weil es dich ärgern möchte. Es steckt ein wichtiges Bedürfnis dahinter, das nicht befriedigt wurde. Deshalb halte kurz inne, bevor du wieder „Nein“ zu deinem Kind sagen möchtest, und überlege dir, was dein Kind gerade braucht. Vielleicht will es einfach nur in den Arm genommen werden? Nimm dir diese Zeit.

Mit dem sehr wichtigen Thema „Bedürfnisse" setzen wir uns noch intensiv in einem anderen Kapitel auseinander.

Idee 2: Gemeinsam abreagieren

Du und dein Kind dreht euch bei eurer Diskussion immer nur im Kreis und kommt zu keinem Ergebnis? Bevor es richtig ausarten kann und du mit einem „Nein" die Sache beendest, nimm die Luft aus dem Streit heraus. Setz dich mit deinem Kind zusammen auf das Sofa oder ins Bett und legt eure Streitigkeiten erst einmal ad acta. Wichtig ist, dass du dein Kind nicht allein auf sein Zimmer schickst. Das vermittelt ihm das Gefühl, dass du es loswerden willst und es bekommt Angst oder fühlt sich alleingelassen. Indem du dich gemeinsam mit deinem Kind beruhigst, gibst du ihm Halt und Sicherheit. Es hat Zeit, seine Gefühle einzuordnen und sich nach dieser kurzen Pause wieder normal mit dir zu unterhalten.

Idee 3: Fehler einsehen und daraus lernen

Wir alle machen Fehler und benehmen uns mal daneben. Das ist normal. Wichtig ist dann aber, dass wir aus diesen Fehlern auch unsere Lehren ziehen können. Hast du das Gefühl, dass du wieder einmal „Nein“ sagen oder dein Kind für einen Fehler bestrafen willst, dann denke kurz darüber nach und gib deinem Kind eine zweite Chance. Wahrscheinlich weiß es, dass es einen Fehler gemacht hat, und kann es das nächste Mal besser machen.

Aus seinen Fehlern zu lernen gilt nicht nur für dein Kind, sondern auch für dich. Hast du dich deinem Kind gegenüber falsch verhalten, dann entschuldige dich und versuche zu erklären, weshalb du so gehandelt hast. Rollt das Thema noch einmal auf und klärt es in Ruhe.

Idee 4: Gemeinsam eine Lösung finden

Kinder handeln und verhalten sich meistens nicht so, wie wir uns als Eltern das gerne wünschen. Kommt es zu so einem Fehlverhalten, dann ruf nicht gleich das obligatorische „Nein" in den Raum, sondern setz dich zusammen mit deinem Kind hin und besprich das Problem. Vielleicht liegt es nicht an deinem Kind, sondern nur du empfindest sein Handeln oder Verhalten als falsch. Oder möglicherweise hat dein Kind eine Lösung für das Problem, auf die du gar nicht gekommen wärst.

Wir Erwachsenen denken, dass wir für jedes Problem eine passende Lösung parat haben. Doch das ist nicht der Fall und das muss auch nicht bei jedem Problem sein. Manchmal ist es besser, zuzugeben, wenn man nicht weiterweiß. Das ist keine Schwäche, sondern eine Stärke. Dein Kind ist klug und wahrscheinlich auch einsichtig genug, um zu erkennen, dass auch Eltern nicht immer alles wissen können. Wenn du dein Kind also in die Lösungsfindung mit einbeziehst, werdet ihr womöglich schneller zu einem Ergebnis kommen, mit dem alle Beteiligten einverstanden sind.

Idee 5: Reden, reden, reden!

Wenn du wirklich etwas verändern und nicht immer „Nein" sagen möchtest, dann ist die Kommunikation zu deinem Kind das A und O. Beobachte das Verhalten deines Kindes, finde heraus, welches Bedürfnis befriedigt werden soll und suche unbedingt das Gespräch. Nur wenn ihr miteinander redet, wirst du herausfinden können, was dein Kind von dir möchte und was es in diesem Moment wirklich braucht. Indem du mit Empathie auf dein Kind eingehst, zuhörst und es ernst nimmst, wird es sich dir öffnen. So lassen sich Konflikte schnell lösen oder sogar ganz vermeiden.

Du wirst mir sicher zustimmen, dass sich mitten in einem Konflikt meist nicht vernünftig reden lässt. Die Emotionen kochen meist hoch und wir können nicht klar genug denken. Ein Kind kann seine Emotionen noch weniger kontrollieren als ein Erwachsener, weshalb es im Streit in der Regel stur und bockig reagiert, anstatt sich ruhig deine Argumente anzuhören und mit dir zu reden. Sobald du bemerkst, dass du nicht an dein Kind herankommst, solltest du dich erst einmal zurückziehen und erst dann wieder das Gespräch suchen, wenn es sich beruhigt hat. Ist dein Kind entspannt, hast du größere Chancen, dass es sich über deinen Standpunkt ernsthaft Gedanken macht und vielleicht sogar darauf eingeht.

Idee 6: Bewegung, Spiele, frische Luft

Schlechte Laune macht sich breit oder ihr steht schon den ganzen Tag unter Strom? Bevor sich eine Diskussion anbahnt, die du genervt mit einem „Nein" beenden willst, unternehmt zusammen etwas. Ein bisschen Bewegung, ob an der frischen Luft oder auch zu Hause, hat noch niemandem geschadet. Ein kurzer Spaziergang, ausgelassenes Tanzen zu eurer Lieblingsmusik, eine Kissenschlacht oder intensives Durchkitzeln – das alles kann dabei helfen, die schlechten Energien zu verjagen.

Durch gemeinsames Spielen können du und dein Kind nicht nur Stress abbauen, sondern auch die Eltern-Kind-Beziehung stärken oder die Geschehnisse des Tages verarbeiten. Durch Rollenspiele mit Puppen oder Ähnlichem, kannst du sogar herausfinden, was dein Kind beschäftigt oder hast die Möglichkeit, deinem Kind spielerisch zu erklären, welche Verhaltensweisen du nicht in Ordnung findest. Gleichzeitig bringen die Puppen deinem Kind näher, wie manche Dinge besser gemacht werden können.

Idee 7: Versuche es mit Alternativen

Dein Kind will unbedingt ein Stück Schokolade, obwohl es schon viele Süßigkeiten hatte? Bevor du nun mit einem „Nein“ antwortest, suche nach einer Alternative. Biete deinem Kind doch stattdessen etwas frisches Obst an, um seinen kleinen Hunger zu stillen. Gemeinsam werdet ihr schon eine Lösung finden. Manchmal hilft es auch, ein bisschen um die Ecke zu denken. Habt ihr Zeit? Dann backt doch gemeinsam zuckerfreie Kekse. Das bringt dein Kind auf andere Gedanken und es bekommt trotzdem eine Nascherei.

Idee 8: Zieh dich zurück und lass deinem Kind seine Privatsphäre

Ist dein Kind verletzt, wütend oder frustriert, dann braucht es einen sicheren Rückzugsort, an dem es sich beruhigen und nachdenken kann, ohne dabei gestört zu werden. Hier kann dein Kind sich abreagieren, bis es wieder bereit ist, sich mit dir hinzusetzen und mit dir zu reden. Wichtig ist, dass du dein Kind in Ruhe lässt, wenn es sich in sein Ruhezimmer zurückzieht. Dringst du nämlich in seinen Raum ein, verletzt du damit seine Privatsphäre und untersagst ihm die Möglichkeit, in Ruhe nachdenken zu können.

Solltest du bemerken, dass du dich nicht beruhigen kannst, dann ist es besser, wenn du dich für einen Moment zurückziehst. Geh in die Küche und mach dir einen Tee, spritze dir ein bisschen kaltes Wasser ins Gesicht oder mach irgendetwas anderes, um wieder Herr über deine Gefühle zu werden. Sobald du deine Gefühle wieder im Griff hast, kannst du zu deinem Kind zurückgehen.

Idee 9: Tief durchatmen

Dein Kind will partout nicht so, wie du es gerne hättest? Bevor du nun mit Verboten nur so um dich wirfst und wieder einmal ein „Nein" über deine Lippen kommt, atme ein paarmal kräftig durch. Versuche, mindestens dreimal tief ein- und wieder auszuatmen. Konzentriere dich dabei ganz auf dich, alles andere um dich herum nimmst du dabei nicht mehr wahr. Du wirst sehen, dass du nach deiner Atemübung sehr viel ruhiger geworden bist.

Es gibt neben dem tiefen Atmen noch eine andere Methode, um aufkeimende Wut wieder herunterzufahren. Zähle in Gedanken von zehn rückwärts. Dabei dehnst du deine Arme und Beine, indem du dich ausgiebig streckst. Nutze diesen ruhigen Moment und konzentriere dich auf deine innere Mitte. Glaub mir, es wird helfen.

Ob du auf dein „Nein“ und andere Bestrafungen verzichten und den langwierigen Weg der alternativen Ideen bestreiten willst, kommt natürlich ganz auf dich an. Damit dein Kind jedoch Selbstliebe entwickeln kann, ist ein liebevoller Umgang zwischen euch beiden unumgänglich. Ein dauerhaftes „Nein“ hat nicht nur wenig Lerneffekt, sondern schadet auch eurer Eltern-Kind-Beziehung.

Grenzen ziehen ist notwendig

Viele Eltern sind in gewissen Erziehungsfragen stark verunsichert. Vor allem, wenn es um die Frage geht, ob Kinder gewisse Grenzen benötigen oder nicht. Auch kann es sehr schwer sein, seinem Kind generell Grenzen zu setzen. Denn als Erwachsene ziehen wir einen Vergleich zwischen Grenzen und Verboten. Doch das ist nicht der Fall. In der Persönlichkeitsentwicklung deines Kindes sind Grenzen wichtig und ich werde dir in diesem Kapitel genau erklären, weshalb.

Kommt ein Baby auf die Welt, ist es hilflos und wäre, auf sich allein gestellt, verloren. Es benötigt die volle Aufmerksamkeit seiner Bezugsperson, damit diese die wichtigsten Bedürfnisse des Babys nach Nahrung, Schutz und Liebe sofort stillen kann. Das stärkt das Urvertrauen des Babys in seine Umgebung und in andere Menschen. Für eine gesunde körperliche sowie psychische Entwicklung des Babys ist es also unerlässlich, seine Bedürfnisse voll und ganz zu befriedigen. Dem Baby die Bedürfnisbefriedigung zu untersagen und auf das Schreien und Weinen nicht zu reagieren, kommt in dieser Entwicklungsphase einer Vernachlässigung des Kindes gleich.

Wird das Baby älter, lernt es mit der Zeit, dass auch die Menschen in seiner Umgebung gewisse Bedürfnisse haben und dass es Dinge gibt, die gefährlich sein können. Das erste „Nein" der Bezugspersonen setzt die erste Grenze im Leben des Kindes. Das Kind muss nun lernen, die Bedürfnisse anderer Menschen zu respektieren und auch zu akzeptieren, wenn es gewisse Grenzen nicht überschreiten darf. Das kann mitunter für das Kind, aber auch für die Bezugspersonen ein langer, schwieriger Weg sein.

Um also seine eigenen Bedürfnisse und auch die Bedürfnisse anderer Menschen nicht nur wahrzunehmen, sondern auch richtig damit umgehen zu können, müssen klare Grenzen gesetzt werden. Da dein Kind noch nicht in der Lage ist, für sich selbst und auch für andere die volle Verantwortung zu übernehmen, musst du diese Grenzen setzen. Denn du trägst die Verantwortung für dieses kleine Wesen, das sich erst noch entwickeln und lernen muss, wie die Welt funktioniert. Deine Grenzen sind der Raum, in dem sich dein Kind frei und ohne Angst bewegen kann.

Grenzen nicht mit Strafen verwechseln

Mach nicht den Fehler und setze gewisse Grenzen mit Strafen oder Verboten gleich. Denn die Grenzen, die du ziehst, haben damit nichts zu tun. Es gibt mehrere gute Gründe, die für gewisse Grenzen sprechen.

Der erste und wichtigste Grund ist wohl die Sicherheit deines Kindes. Je nachdem, wie alt dein

Kind ist, kann es gewisse Gefahren in der Welt nur schwer einschätzen. Auch sind Kinder nicht in der Lage, die Tragweite ihres Handelns in dessen Gesamtheit zu begreifen. Damit dein Kind also sich selbst und auch andere nicht gefährden kann, musst du in der Lage sein, die passenden Grenzen zu ziehen.

Innerhalb deiner definierten Grenzen kann sich dein Kind frei und sicher bewegen. Es kann sich darauf verlassen, dass du bei Schwierigkeiten da bist und helfend eingreifst, wenn dein Kind einmal nicht weiterweiß. Die Grenzen sind sozusagen der Raum, indem dein Kind lernen und seine Persönlichkeit entwickeln kann.

Ein weiterer Grund, weshalb Grenzen wichtig sind, ist die Orientierung deines Kindes. Hat es keinerlei Grenzen, verliert es den Blick für das Wesentliche. Du gibst vor, wie viel Freiraum dein Kind hat, damit es seinen Weg gehen kann.

Innerhalb der Grenzen übernimmst du die Verantwortung für dein Kind und auch in gewisser Weise für seine Entscheidungen. Du gibst deinem Kind vor, was richtig ist und was nicht. In gewisser Weise kann das sehr entlastend für dein Kind sein, wenn es manche seiner Entscheidungen auf deine Grenzen zurückführen kann. So kann es zum Beispiel zu seinen Freunden sagen: „Meine Eltern haben gesagt, das darf ich nicht machen.", und entgeht so möglicherweise einer falschen Entscheidung.

In der Familie sind Grenzen besonders wichtig. Schließlich leben mehrere Menschen auf engem Raum zusammen. Wenn alle machen würden, was sie wollten, gäbe es ein heilloses Durcheinander und viel Chaos. Die Grenzen sichern das Zusammenleben und sorgen dafür, dass sich alle an die Hausregeln halten und die Ordnung gewahrt wird.

Die Sicherheit innerhalb der Grenzen

Du siehst also, mit Grenzen sprichst du keine sinnlosen Verbote aus, sondern gibst deinem Kind Halt und Sicherheit, die es in seiner Entwicklung und im Zusammenleben mit anderen dringend benötigt. Du gibst deinem Kind die Spielregeln vor, damit es weiß, wie weit es selbstständig gehen kann.

Es gibt keine genauen Vorgaben, wie und in welchem Ausmaß du die Grenzen setzen sollst und musst. Allerdings kannst du dich an ein paar Richtlinien halten:

1. Grenzen nach Alter

Beim Setzen von Grenzen spielt nicht zuletzt die Eigenverantwortung eine große Rolle. Je unselbstständiger dein Kind ist, desto enger müssen die Grenzen gezogen werden. Jedoch musst du deinem Kind auch die Chance geben, die Welt entdecken zu können und eigenverantwortlich zu handeln. Das bedeutet, dass du immer wieder ein bisschen Verantwortung an dein Kind abgeben solltest. Nur so kann es lernen, selbstständig zu werden, für sich selbst einzustehen und eigene Entscheidungen zu treffen.

2. Grenzen sind individuell

Wie ich schon einige Male in diesem Buch erwähnt habe, ist kein Kind genau wie das andere. Sogar Geschwisterkinder können sich charakterlich vollkommen voneinander unterscheiden. Jedes Kind hat seine eigenen Stärken, Schwächen und seine eigene Lerngeschwindigkeit. So kann es sein, dass dein Kind schon sehr früh sehr verantwortungsbewusst ist und keine strengen Grenzen braucht. Denn nicht nur das Alter, sondern auch die Persönlichkeit und die emotionale Reife des Kindes spielen dabei eine große Rolle.

Setze deshalb die Grenzen in Bezug auf den Entwicklungsstand deines Kindes. Gerade bei Geschwistern ist das nicht so einfach, denn manche deiner Entscheidungen können als ungerecht ausgelegt werden. Doch wenn du deinen Kindern erklärst, weshalb auch bei Geschwistern unterschiedliche Grenzen notwendig sind, werden sie es besser verstehen können.

3. Grenzen auch gegen Ablehnung verteidigen

Vielleicht weißt du es noch aus deiner eigenen Kindheit. Kinder haben, genau wie wir Erwachsenen, Wünsche und Bedürfnisse, die wir gerne befriedigen wollen. Werden nun Grenzen gesetzt, die es schwierig oder unmöglich machen, die Wünsche und Bedürfnisse zu befriedigen, dann lehnen sich die Kinder selbstverständlich dagegen auf. Allerdings nicht aus dem Grund, um ihre Eltern zu ärgern. Nein, Eltern und Kinder haben einfach nur ein unterschiedliches Ziel.

Es kann schwer sein, wenn sich ein Kind gegen die gesetzten Grenzen auflehnt. Den Eltern schießt vonseiten des Kindes Ablehnung entgegen, denn es ist frustriert und wütend, weil es seine Bedürfnisse nicht befriedigen kann. Um ihr Ziel zu erreichen, werden von den Kindern alle Register gezogen. Schmollen, weinen, wütend die Türen knallen … dir fallen bestimmt auch noch ein paar Verhaltensweisen ein, wie dein Kind seinen Unmut kundgibt. Ist dir die gesetzte Grenze wichtig, darfst du in diesen Situationen nicht einknicken, sondern musst deinen Standpunkt vehement verteidigen.

Nimm die Wut und den Ärger deines Kindes nicht persönlich, denn er richtet sich nicht gegen dich, sondern gegen die Grenzen. Hab keine Angst davor, dass du die Liebe deines Kindes möglicherweise verlieren könntest. Viel schlimmer wäre es doch, wenn du deine Glaubwürdigkeit verlierst, oder nicht? Denn nur, wenn du konsequent bist, kannst du deinem Kind den notwendigen Halt innerhalb der Grenzen garantieren.

Ein Kind ist kein kleiner Erwachsener, sondern ein Kind. Es muss also nicht immer sofort deinen

Standpunkt verstehen können. Das kannst du auch gar nicht erwarten. Eine deiner Erziehungsaufgaben ist es also auch, Frustration, Wut und die Kämpfe zwischen dir und deinem Kind durchzustehen.

4. Grenzen für mehr Empathie nutzen

Manchmal kannst du den Unmut deines Kindes besser durchstehen, wenn du seine Bedürfnisse und Wünsche anerkennst. Also ist es wichtig, deinem Kind gegenüber Empathie zu zeigen. Auch kannst du deinem Kind besser verständlich machen, weshalb die gezogene Grenze wichtig ist, wenn du seinen Standpunkt verstehen und respektieren kannst.

Hier ein Beispiel:

„Ich weiß, dass du gerne deine neuen Sandalen anziehen würdest. Doch es hat gestern geregnet und draußen ist es nass und matschig. Deine Sandalen würden schmutzig werden und könnten sogar kaputtgehen. Dann kannst du sie gar nicht mehr tragen und das wäre doch sehr traurig, oder? Wenn es morgen schönes Wetter und vor allem

trocken ist, dann kannst du die Sandalen auf jeden Fall anziehen."

Wichtig ist also, dass du die Bedürfnisse deines Kindes erkennst und respektierst. Nur dann kannst du angemessen reagieren und deinen Standpunkt klarmachen.

5. Grenzen immer verständlich erklären

Wenn du eine Grenze ziehst, dann ist es immer wichtig, deinem Kind genau zu erklären, weshalb du das tust. Natürlich kannst du nicht erwarten, dass dein Kind damit sofort einverstanden ist und deine Beweggründe nachvollziehen kann. Doch mit einer Erklärung kann dein Kind langfristig besser nachvollziehen, weshalb die Grenze notwendig war oder immer noch ist. Das Verständnis deines Kindes kann wachsen.

6. Grenzen hin und wieder prüfen

Es ist wichtig, dass du voll und ganz hinter deinen Grenzen stehst. Sobald dein Kind nämlich merkt, dass du dir selbst nicht sicher bist, wird es diesen Umstand ausnutzen, um dich doch noch umzustimmen. Das kann vor allem dann zum Problem werden, wenn du dich durch das Verhalten deines Kindes tatsächlich beeinflussen lässt. Dein Kind wird so lernen, dass es nur lange genug Ärger machen muss, um zu bekommen, was es will. Lasse dies auf keinen Fall zu.

Doch hin und wieder schleicht sich durch den ständigen Protest des Kindes doch eine gewisse Unsicherheit ein. Dann wird es Zeit zu überprüfen, ob du noch an der Grenze festhältst oder ob die Grenze angepasst werden muss.

7. Grenzen sind nicht immer kompromisslos

Eine Grenze kann auch flexibel sein. Das bedeutet jedoch keineswegs, dass du von deinen

Erziehungsprinzipien abweichen musst. Doch manchmal ist es besser, Kompromisse einzugehen. Vor allem dann, wenn es letzten Endes nur noch darum geht, wer bei eurer Diskussion den Machtkampf gewinnen wird.

Sobald du also bemerkst, dass es gar nicht mehr um die Grenze an sich geht, sondern um die Frage „Wer hat das letzte Wort bei diesem Gefecht?“, dann versuche, schleunigst wieder zum Kern des Problems vorzudringen.

Bei deinem Kompromiss muss die Grenze noch klar erkennbar sein, zum Beispiel *„Iss zu deinen Nudeln auch noch etwas Gesundes.“* Der Kompromiss könnte dann sein, dass dein Kind aussucht, welches Gemüse es dazu essen möchte oder doch lieber Salat …

Bei kleineren Kindern ist diese Methode sehr erfolgreich. Du gibst die Grundregeln vor und dein Kind darf einige Entscheidungen selbstständig treffen. So sind doch am Ende alle zufrieden, oder?

8. Grenzen nur für die wirklich wichtigen Dinge

Manchmal ist weniger einfach mehr. Bevor du eine strikte Grenze setzt, überlege dir gut, was dir tatsächlich wichtig ist in der Erziehung. Denn es kann vorkommen, dass wir von unserem Kind zu viel verlangen und irgendwann nur noch am Schimpfen, Tadeln und Korrigieren sind. Doch ein Kind kann nicht immer hundertprozentig funktionieren und das müssen wir auch nicht von unseren Kindern verlangen. Außerdem schadet ständiges Schimpfen der Eltern-Kind-Beziehung immens.

Deshalb arbeite nur mit einigen wenigen Grenzen. Alles, was nicht zwingend wichtig ist, kann verhandelt werden. Zeige bei den wichtigen Dingen weniger Kompromissbereitschaft.

9. Grenzen irgendwann zusammen entscheiden

Je älter dein Kind wird, desto mehr Freiheiten wird es von dir verlangen. Das kann sehr nervenaufreibend werden. Vor allem in der schwierigen Phase der

Pubertät brauchen Kinder mehr Privatsphäre und Freiraum. Da ist es doch ziemlich schockierend, wenn dein Kind beispielsweise die Forderung stellt, erst um Mitternacht zu Hause sein zu müssen.

Überlege dir spätestens ab dem Teenageralter, die gezogenen Grenzen zusammen bei einer Familienkonferenz zu besprechen und neu zu formulieren. Hier können alle Familienmitglieder ihre Wünsche und Vorstellungen mit einbringen und gemeinsam eine Lösung finden, die für alle Beteiligten annehmbar ist.

Manchmal kannst du auf eine Anfrage deines Kindes mit dem Satz *„Das muss ich mir erst einmal durch den Kopf gehen lassen"* reagieren. So hast du die Möglichkeit, dir die Bitte deines Kindes gründlich zu überlegen oder mit deinem Partner zu besprechen. Es gibt lustigerweise auch Situationen, in denen eine Grenzänderung gefordert, aber nicht zwingend benötigt wird. Denn in der Regel dürfen die Freunde deines Kindes auch nicht bis Mitternacht draußen bleiben.

Grenzen ziehende Eltern

Vieles beschäftigt sich in dieser Lektüre mit den Bedürfnissen des Kindes oder der Kinder und vieles wird sich logischerweise auch noch im Verlauf damit beschäftigen. Doch gilt es im pädagogischen Zusammenhang nicht nur den Fokus auf die Kinder, sondern vor allem auch auf die Eltern zu legen. Man sollte nicht vergessen, dass es letztlich die Eltern sind, die ihre Werte auf Kinder übertragen und die ihnen ein gutes Vorbild sein sollen. Dafür ist es unter anderem elementar wichtig, dass die Eltern mit sich selbst, ihrem Leben und der Elternrolle im Reinen sind. Es gibt einige „Maxime" und Aspekte, an die man sich in puncto Erziehung halten kann. Doch vor allem geht es um ein gutes Gefühl, welches Eltern bei der Erziehung haben sollten. Als Elternteil fühlst du dich im Idealfall wohl mit deiner Rolle und mit der Art und Weise, wie du dein Kind aufziehst. Eine

Regel aus einem Erziehungsratgeber bringt also nichts, wenn du dich mit dieser Form der Erziehung nicht anfreunden bzw. dies nicht authentisch repräsentieren kannst. Achte also stets auch auf dein gutes Gefühl bei der Erziehung. Denn nur, wenn du ein gutes Gefühl hast, kann auch dein Kind es haben.

Wenn also die Selbstliebe der Kinder thematisiert wird, müssen wir auch die Selbstliebe eines Elternteils oder der Eltern beachten. Ein Kind kann nur dann authentisch und ehrlich Selbstliebe empfinden, wenn beide Elternteile dies vorleben. Ansonsten wird Selbstliebe ein theoretisches Konstrukt bleiben, welches eher auswendig gelernt statt gelebt wird. Ein Kind merkt es, wenn es sich selbst lieben soll, aber die Personen, denen es am meisten vertraut, dies nicht entsprechend vorleben. Das heißt auch, dass du dich als Elternteil nicht verbiegst, also ehrlich zu deinen Fehlern und deinen Gefühlen stehst. Letztlich muss ein Kind nicht nur positive Emotionen mitbekommen, sondern auch lernen, dass es negative Emotionen gibt und man auch mit diesen umgehen kann. Eine „perfektionistische“ Erziehung mit Eltern, die keine Fehler zugeben können, wird kein „perfektes“ Kind vorbringen. Fehler gehören zum Leben dazu und deshalb sind sie auch in der Erziehung nicht zu vermeiden. Was die Eltern vorleben, reflektiert das Kind. Ein Kind wird nur aus Fehlern lernen und negative Erfahrungen bewältigen können, wenn es die Ressourcen der Eltern dafür bekommen hat. Dazu zählt auch, dass Eltern dringend auf ihre eigenen Bedürfnisse zu achten haben. Als Elternteil opferst du einen Großteil deiner Zeit, du verschreibst dich ganz der Erziehung deines Kindes. Im Prinzip hast du einen unbezahlten Fulltime-Job. Doch vernachlässigst du auf lange Sicht deine eigenen Bedürfnisse, wird sich dies früh oder spät auf die Erziehung deines Kindes auswirken, da du unausgeglichener wirst, ohne dies vielleicht bewusst merken zu können. Bleibe authentisch und verbiege dich nicht für das Kind, denn dadurch verlierst du nur an Kraft, die dir irgendwann nicht für die

Erziehung, sondern für die Bewältigung deines Alltags fehlt. Es gibt keinen Grund, sich zu verstellen oder für das Kind jemand zu sein, der man nicht ist. Schwäche zu zeigen, sich Hilfe zu holen, Zeit für sich selbst einräumen und billigen – all das ist kein Makel, sondern dringend notwendig und empfehlenswert.

Zuletzt muss auch angemerkt werden, dass die Einigkeit der Eltern ausschlaggebend für eine erfolgreiche Erziehung des Kindes ist. Ein Kind benötigt konsequente Anweisungen. Eltern sollten daher einen „roten Faden“ verfolgen und sich einig sein, wenn es um wichtige Aspekte der Erziehung geht. Ansonsten wird ein Kind das typische „wenn Mama Nein sagt, gehe ich zu Papa“ verinnerlichen. Auf lange Sicht wird dies einen Keil zwischen die Eltern treiben und das Kind nur verwirren. Umso wichtiger ist es, dass die Eltern an einem gemeinsamen Strang ziehen. Es heißt nicht, dass die Eltern immer sofort derselben Meinung sein müssen. Allerdings empfiehlt es sich, solche Fragen im Privaten zu besprechen und unterschiedliche

Haltungen zur Erziehung nicht in einem Streitgespräch vor dem Kind zu erläutern.

Die Rolle des Umfeldes

Nicht zuletzt wurde durch den ökosystemischen Ansatz des Entwicklungspsychologen Urie Bronfenbrenner deutlich, dass neben den Eltern auch das Umfeld des Kindes einen erheblichen Einfluss auf die Entwicklung des Kindes hat. Diese Rolle bzw. diesen Einflussfaktor sollte man als Elternteil nicht unterschätzen. Vielmehr kann dies eine Entlastung für dich darstellen, denn natürlich hast du die Hauptverantwortung für die Entwicklung des Kindes, doch unweigerlich sind viele weitere Personen bzw. Institutionen an der Entwicklung beteiligt. Das erste System im besagten Ansatz ist das sogenannte Mikrosystem. Neben den Eltern ist hier auch die gesamte Familie mit inbegriffen. Großvater, Großmutter, Geschwister, Cousins und Cousinen, Onkel und Tanten spielen mitunter eine entscheidende Rolle im Leben eines Kindes und können zu engen Bezugspersonen werden, was für das Kind im weiteren Verlauf nur von Vorteil sein kann. Letztlich wird das Kind auch in Kita, Kindergarten und Schule auf Bezugspersonen treffen, welche die weitere Entwicklung maßgeblich beeinflussen. Hier sind vor allem Erzieher/innen und Lehrer/innen zu nennen. Umso wichtiger ist es, auf eine gesunde Beziehung zwischen Kind und den besagten Bezugspersonen dieses Systems zu achten bzw. Wert darauf zu legen. Denn das Mesosystem beschreibt die Tatsache, wie all diese Akteure des Mikrosystems miteinander interagieren. Nicht nur die Eltern sollten als Einheit in puncto Erziehung agieren, sondern Kindertagesstätte, Schule, Familie etc. als Ganzes. Das Exosystem schließt Akteure mit ein, welche die Entwicklung nicht direkt, aber indirekt und dennoch maßgeblich beeinflussen können. Hier ist beispielsweise die Arbeitsstätte von Vater oder Mutter zu nennen. Denn je nachdem, wie sehr die Eltern an ihren Arbeitsplatz (evtl. Schichtsystem etc.) gebunden sind, desto mehr oder weniger Zeit kann mit dem Kind überhaupt verbracht werden. Diese Aspekte dürfen daher nicht unterschätzt werden. Zuletzt werden im Ansatz das Makro- und das Chronosystem beschrieben. Das Makrosystem beschreibt den Einfluss der Gesamtheit aller Beziehungen innerhalb einer Gesellschaft, also Werte, Normen, Konventionen, Gesetze, Traditionen, denen sich das Kind ausgesetzt sieht. Maßgeblichen Einfluss auf die besagten Systeme hat letztlich das Chronosystem, denn dieses beschreibt die zeitliche Komponente der Entwicklung. Mit sechs oder achtzehn Jahren erleben Kinder bzw. Jugendliche schließlich besondere Entwicklungsschritte. Dieses System betont aber auch den Einfluss der Generation als solche, schließlich wachsen Jugendliche heutzutage („Digital Natives") ganz anders auf als Jugendliche in den 1980er-Jahren. Dieser Ansatz verdeutlicht also sehr eindrucksvoll, warum nicht nur die Eltern ausschlaggebend für die Kindesentwicklung sind. Ein produktives Zusammenspiel vieler verschiedener Akteure ist hingegen von hoher Bedeutung.

Als ich mich wirklich
selbst zu lieben begann,
habe ich verstanden,
dass ich immer und bei jeder
Gelegenheit,
zur richtigen Zeit am richtigen
Ort bin
und dass alles, was geschieht,
richtig ist
– von da konnte ich ruhig sein.
Heute weiß ich, das nennt sich
"Selbstachtung"

// Zitat Charlie Chaplin

Die Bedürfnisse eines Kindes

Jeder Mensch hat Bedürfnisse, die er befriedigen muss, um ein glückliches und zufriedenes Leben führen zu können. In der Regel schaffen es Erwachsene, ihre Bedürfnisse selbstständig befriedigen zu können oder haben die Möglichkeit, mit anderen Menschen in Kontakt zu treten, die ihnen dann bei der Bedürfnisbefriedigung helfen können. Bei Kindern sieht das jedoch anders aus. Sie benötigen immer die Hilfe ihrer Bezugspersonen, um ihre Grundbedürfnisse befriedigen zu können.

Werden diese wichtigen Grundbedürfnisse nicht oder nur unzureichend erfüllt, kann das Kind sein dem Alter entsprechendes Potenzial in Bezug auf seine Fähigkeiten und Fertigkeiten nicht entwickeln, geschweige denn ausbauen. Das ist nur möglich, wenn die Eltern die Grundbedürfnisse des Kindes kennen und sich empathisch um die Bedürfnisbefriedigung bemühen.

Doch Eltern sind auch nur Menschen und fühlen sich in verschiedenen Situationen oft überfordert. Das hat damit zu tun, dass sie die Bedürfnisse des Kindes nicht erkennen. Denn Kinder reagieren nun mal anders als Erwachsene, wenn ihnen ihre Grundbedürfnisse verwehrt werden. Anstatt in diesen Momenten verständnisvoll auf das Kind zuzugehen, flüchten sich viele Eltern in Verbote und Strafen. Allerdings wird damit das Gegenteil von dem erreicht, was sich Eltern und auch die Kinder wünschen. Aus diesem Grund werden wir uns nun gemeinsam anschauen, welche Grundbedürfnisse Kinder generell haben, wie du sie erkennst und vor allem, wie du sie befriedigen kannst, damit dein Kind ein gesundes Selbstwertgefühl aufbauen kann.

Die Grundbedürfnisse verstehen

Kinder haben sieben Grundbedürfnisse, die befriedigt werden müssen, damit sich das Kind psychisch und physisch richtig entwickeln kann.

Nummer 1: Das Bedürfnis nach liebevollen Beziehungen mit Beständigkeit

Um Mitgefühl für andere zu entwickeln und Vertrauen aufbauen zu können, benötigt jedes Kind ein liebevolles und fürsorgliches Umfeld. Dazu gehört mindestens eine Bezugsperson, zu dem das Kind eine intensive Verbindung aufbauen kann, indem die Bezugsperson das Kind so annehmen kann, wie es ist. Diese Bezugspersonen sind bei den meisten Kindern die Eltern. Sie stärken durch ihre Liebe, Fürsorge und Geduld das Wohlbefinden des Kindes und ermöglichen ihm, sich innerhalb der Familie sicher und geborgen zu fühlen. Durch diese innige, beständige Beziehung lernt das Kind, mit seinen Gefühlen umzugehen und auszudrücken, was es sich erhofft und wünscht. Auch wird es dem Kind leichter fallen, zu anderen Kindern und Erwachsenen eine Bindung aufzubauen. Durch liebevolle Beziehungen werden die Kreativität und das abstrakte Denken des Kindes gefördert und es werden die Moralvorstellungen des Kindes geprägt.

Nummer 2: Das Bedürfnis nach Sicherheit und physischer Unversehrtheit

Schon im Mutterleib benötigen Kinder genügend Nährstoffe, die dafür sorgen, dass es sich richtig entwickeln kann. Kommt es dann auf die Welt, bleibt dieses Bedürfnis erhalten. Die Bezugspersonen sind dafür verantwortlich, dass das Kind gesund ist und auch bleibt. Arzttermine, medizinische Versorgung bei Krankheit, die Zahnpflege, ausreichend Bewegung und auch Ruhephasen gehören in diese Kategorie. Gewalt, egal ob körperlich oder physisch, sollte absolut tabu sein. Denn durch wiederholt entwürdigende Behandlung, zugefügte Schmerzen oder seelische Verletzungen durch die Bezugsperson kann es zu Störungen in der Entwicklung des Kindes kommen.

Nummer 3: Das Bedürfnis, eigene Erfahrungen zu sammeln

Jedes Kind hat seinen eigenen, individuellen Charakter, der sich immer mehr ausbildet, je älter das Kind wird. Einige Eigenschaften sind angeboren, andere entwickeln sich mit der Zeit. Ein Kind hat ganz eigene, persönliche Fähigkeiten und Talente. Diese Talente gilt es zu erkennen und dementsprechend zu fördern. Um jedoch herauszufinden, welche Talente in einem Kind schlummern, muss die Bezugsperson dafür sorgen, dass das Kind seine eigenen, wertvollen Erfahrungen machen kann, um sich persönlich weiterentwickeln zu können.

Nummer 4: Das Bedürfnis, sich altersgerechten Herausforderungen zu stellen

Um sich physisch, psychisch und auch moralisch weiterentwickeln zu können, durchlaufen Kinder verschiedene Entwicklungsstufen. In jeder Stufe wird etwas anderes ausgebildet. So lernt es in einer Entwicklungsstufe das logische Denken, in der anderen Empathie. In jeder Entwicklungsstufe muss sich das Kind den jeweiligen Herausforderungen stellen, um sich entwickeln zu können. Das geschieht allerdings in seinem eigenen, individuellen Tempo. Jeder Versuch, das Kind zu drängen oder dem Kind die Herausforderung abzunehmen, wirkt sich negativ auf die Entwicklung aus.

Nummer 5: Das Bedürfnis nach klaren Strukturen

Kinder benötigen Regeln und klar gezogene Grenzen, um sich innerhalb dieser Grenzen frei entfalten zu können. Diese sollten auf liebevolle Art und Weise gesetzt werden und dürfen nicht auf Angst und

Strafe aufbauen. Für manche Eltern mag das schwer vorstellbar sein, aber eine Erziehung ohne klare Strukturen ist für Kinder nicht förderlich. Sie verlieren den Halt innerhalb der Familie, den sie jedoch dringend benötigen. Durch sinnvolle Grenzen fühlt sich das Kind sicher und geborgen. Auch sind Grenzen dazu da, um als Herausforderung für das Kind gesehen zu werden. Das Kind lernt, sich mit einer Verschiebung der Grenzen durchzusetzen und Kompromisse einzugehen.

Nummer 6: Das Bedürfnis nach Freundschaft

Am Anfang sind die Bezugspersonen die wichtigsten Menschen im Leben der Kinder. Das verändert sich, wenn das Kind älter wird. Dann nehmen gleichalte Freunde einen sehr wichtigen Platz im Leben des Kindes ein. Soziale Kontakte stärken das Selbstwertgefühl des Kindes. Die ersten, innigen Freundschaften sind der Grundbaustein für das soziale Verhalten des Kindes. Durch gleichalte Freunde lernt das Kind, sich innerhalb einer Gruppe zu behaupten, Rücksicht auf die Menschen in seiner Umgebung zu nehmen, und es lernt auch sich selbst besser kennen. Das Kind entwickelt soziale Verantwortung, was im Erwachsenenalter sowohl im Beruf als auch in einer Partnerschaft und der Familie wichtig ist.

Nummer 7: Das Bedürfnis nach einer sicheren Zukunft

Kinder brauchen die Zusicherung, dass die Welt, in der sie leben, auch in Zukunft noch besteht. Sie setzen ihr Vertrauen in die Erwachsenen, die Gesellschaft, die Politiker, die Führer der Welt – sie alle tragen in den Augen der Kinder die volle Verantwortung. Sie sind dafür zuständig, die richtigen Entscheidungen zu treffen, um die Welt für alle nachfolgenden Generationen zu einem lebenswerten Ort zu machen. Es kommt also nicht von ungefähr, dass es die Jugendliche sind, die beispielsweise gegen Krieg, Hungersnöte oder auch für den Klimaschutz auf die Straße gehen.

Was du tun kannst, um die Grundbedürfnisse deines Kindes zu befriedigen

Die sieben Grundbedürfnisse sind für die Entwicklung deines Kindes und für die Stärkung der Selbstliebe von äußerster Wichtigkeit. Setze deshalb alles daran, um diese Bedürfnisse zu befriedigen. Es hört sich eigentlich nicht sonderlich schwer an, oder? Schließlich sind es „nur" sieben Bedürfnisse, die du beachten musst. Und doch ist es im Alltag nicht immer leicht zu erkennen, welches Bedürfnis dein Kind gerade verspürt. Es gibt Tage, an denen sind wir Eltern vielleicht müde und ausgepowert, haben nicht genug Energie oder sind mit dem falschen Fuß aufgestanden. An solchen Tagen fällt es schwer, die notwendige Empathie aufzubringen, die feinen Antennen auszufahren und die Bedürfnisse des Kindes zu erspüren. Versuche es zum Wohl deines Kindes dennoch auch an solchen Tagen.

Schaffe für dein Kind eine liebevolle Umgebung, in der es sich sicher und geborgen fühlen kann. Schenke deinem Kind Aufmerksamkeit, Liebe und Vertrauen, zu jeder Zeit. Das kannst du erreichen, indem du dein eigenes Empathievermögen trainierst. Je nachdem, ob du selbst als Kind Liebe und Geborgenheit erfahren hast, fällt es dir entweder leichter oder schwerer, dich in dein Kind hineinzuversetzen. Denn in der Kindheit entwickeln sich, wie du nun weißt, Selbstliebe, Selbstvertrauen, die Fähigkeit, Bindungen aufzubauen und vieles mehr. Doch auch wenn du in dieser Hinsicht Defizite hast, kannst du es trotzdem schaffen, einfühlsamer zu sein und die Bedürfnisse deines Kindes zu erspüren. Ein Weg für dich könnte die Methodik der gewaltfreien Kommunikation sein.

Mit der gewaltfreien Kommunikation die Bedürfnisse des Kindes erspüren und befriedigen

Die gewaltfreie Kommunikation basiert auf den Ideen von Marshall Rosenberg. Diese Methode soll dir dabei helfen, in Konfliktsituationen objektiv und ruhig zu bleiben, dich in die andere Person hineinzuversetzen und so schneller zu einer Lösung zu kommen. Konflikte sollen so möglichst schnell beigelegt werden oder auch ganz verhindert werden können. Diese Methode funktioniert sowohl im Umgang mit Erwachsenen als auch und besonders bei der Kindererziehung. Denn sie basiert auf gegenseitigem Respekt und der Berücksichtigung der jeweiligen Bedürfnisse.

Die Methode der gewaltfreien Kommunikation wird in 4 Grundpfeiler eingeteilt:

1. Beobachte dein Kind genau und höre gut hin

Passt die Körpersprache deines Kindes zu dem, was es dir sagt? Bei kleinen Kindern ist das meistens der Fall, denn sie haben noch nicht gelernt, ihre Emotionen zu verbergen. Bei älteren Kindern ist es schwieriger herauszufinden, ob sie tatsächlich das meinen, was sie sagen. Hier kommt die Körpersprache ins Spiel. Denn diese kann nicht so leicht beeinflusst werden und zeigt immer das, was dein Kind wirklich fühlt. Bleibe bei deiner Analyse objektiv und lass dich nicht von deinen eigenen negativen Gefühlen leiten, die du vielleicht verspürst. Auch Schuldzuweisungen sind generell fehl am Platz, denn dann wird sich ein Kind zurückziehen und in den Verteidigungsmodus wechseln. So kommst du gar nicht mehr an dein Kind heran.

2. Welche Gefühle verbergen sich

Hast du die Situation im Überblick, kommt es nun darauf an, deine eigenen Gefühle und Emotionen zu analysieren. Was fühlst du bei dem, was dein Kind dir sagt? Hast du deine eigenen Gefühle herausgefunden, gehe auf die Emotionen deines Kindes ein. Ist es wütend? Traurig? Oder gar verletzt?

Sobald du dir sicher bist, kannst du an dein Kind eine Ich-Botschaft senden. Diese kann folgendermaßen aussehen: *„Ich habe das Gefühl, dass ich dich traurig gemacht habe, weil wir keine Zeit mehr zum Kuscheln hatten."*

So gibst du deinem Kind zu verstehen, dass du ihm zuhörst und dass du es verstehst. Es hat daraufhin die Möglichkeit, sich noch einmal zu erklären, wenn du etwas falsch verstanden hast.

3. Erkenne die Bedürfnisse

Die Gefühle, die dir dein Kind sendet, hängen mit seinen Bedürfnissen eng zusammen. Denn wenn die Grundbedürfnisse deines Kindes nicht erfüllt werden, reagiert es mit negativen Emotionen wie Wut, Angst oder Trauer. Sobald du die Gefühle deines Kindes erkannt hast, musst du sie nur noch mit dem Bedürfnis in Verbindung bringen. Nur dann hast du die Möglichkeit, das Bedürfnis deines Kindes zu befriedigen.

4. Durch eine konkrete Bitte Bedürfnisse erfüllen

In gewissen Alltagssituationen kommt es nicht nur auf die Bedürfnisse deines Kindes an, sondern auch auf deine eigenen. Hast du herausgefunden, welches

Bedürfnis deines Kindes befriedigt werden will, kannst du dein eigenes Bedürfnis darauf anpassen und eine Bitte an dein Kind formulieren, die beide Bedürfnisse berücksichtigt. Auf diese Weise lassen sich einfache Kompromisse schließen und Missverständnisse aus dem Weg räumen.

Empathie durch die richtige Sprache

Nicht nur die Methodik, mit der du die Bedürfnisse deines Kindes erkennen und befriedigen kannst, ist wichtig. Auch die Art und Weise, „wie" etwas gesagt wird, hat großen Einfluss auf die Grundbedürfnisse deines Kindes.

Alle gewaltvollen Wörter, Schuldzuweisungen, Beleidigungen oder Ähnliches haben in einem Gespräch mit deinem Kind nichts verloren. Denn auch Worte können deinem Kind Schmerzen zufügen. Manchmal sind wir uns dessen gar nicht bewusst, weil wir schon seit Jahren auf diese Art mit unseren Mitmenschen kommunizieren.

Die Schlüsselwörter bei der liebevollen Kommunikation mit Kindern sind Achtsamkeit und Respekt. Achte auf deine Wortwahl und gehe mit deinem Kind so um, wie du es dir im Gegenzug von deinem Kind wünschst. Auf diese Weise wird sich dein Kind nicht von dir zurückziehen, sondern sich leichter öffnen können.

Unterstütze dein Kind

Für das Grundbedürfnis der Freundschaft oder der Zukunftssicherung bist du nur bedingt verantwortlich. Denn hier sind auch andere Menschen involviert. Trotzdem kannst du dein Kind bei der Befriedigung dieser Grundbedürfnisse unterstützen.

Gib deinem Kind den Freiraum, den es benötigt, um sich seinen Freundschaften intensiv zu widmen. Hab Verständnis dafür, dass du irgendwann nicht mehr die Nummer eins bist, sondern die Freunde nun die Vertrauten deines Kindes sind. Dann bist du auch die erste Person, die dein Kind um Rat fragt, wenn es Probleme im Freundeskreis gibt.

Zeige deinem Kind, was es heißt, Rücksicht auf andere Menschen, Tiere und die Umwelt an sich zu nehmen. Gehe selbst mit positiven Gedanken in die Zukunft, anstatt immer schwarzzusehen. Dann kann auch dein Kind mit Hoffnung in die Zukunft blicken. Ist dein Kind schon älter, spricht nichts dagegen, sich mit deinem Kind über das aktuelle Weltgeschehen auszutauschen. Unterstütze dein Kind dabei, seine Meinung auch in Bezug auf die Weltpolitik zu vertreten, und bestärke es darin, wenn es sich engagieren will. Es geht schließlich um seine Zukunft.

Wo die Grenzen der Bedürfnisbefriedigung liegen

Die Grundbedürfnisse deines Kindes zu befriedigen ist wichtig, damit sich dein Kind psychisch und physisch gesund entwickeln kann. Welche das sind, haben wir bereits zusammen ermittelt und ich habe dir erklärt, wie du es schaffst, diese Bedürfnisse deines Kindes dementsprechend zu befriedigen. Doch gibt es auch Bedürfnisse, die du nicht zwingend befriedigen musst, damit es deinem Kind gut geht?

Ja, auch die Bedürfnisbefriedigung hat ihre Grenzen. Dabei geht es allerdings nicht um die Befriedigung der Grundbedürfnisse, sondern um die sogenannten Kultur- und Luxusbedürfnisse. Diese verändern sich je nach Alter und Vorlieben des Einzelnen.

Bei den Kulturbedürfnissen handelt es sich um Bedürfnisse, die sich mit der geistigen Entwicklung deines Kindes verändern. Dazu zählt zum Beispiel der Musikgeschmack, für welche Bücher sich dein Kind interessiert, welche Spiele es spielt, usw.

Luxusbedürfnisse bedeuten genau das, die Sehnsucht nach etwas Besserem. Dazu gehört beispielsweise spezielle Markenkleidung, das neueste Handy oder eine trendige Frisur. Soll das Luxusbedürfnis befriedigt werden, dann geht es hauptsächlich um das gesellschaftliche Ansehen oder die eigene Lebensqualität.

Nun stellt sich für dich eine sehr wichtige Frage. Solltest du deinem Kind alle Kultur- und Luxusbedürfnisse erfüllen? Ist das tatsächlich lebensnotwendig für dein Kind und wäre das überhaupt sinnvoll? Was geschieht mit einem Kind, das alles Materielle bekommt, was es sich wünscht? Tust du deinem Kind damit einen Gefallen? Oder schadet es ihm womöglich?

Den Wert der Dinge erkennen und schätzen

Wenn du deinem Kind jeden seiner Wünsche von den Augen abliest, dann meinst du es eigentlich gut. Du möchtest, dass es deinem Kid an nichts mangelt und dass ist an und für sich nichts Schlechtes. Aber mit materiellen Dingen gibst du deinem Kind letzten Endes nicht das, worauf es wirklich ankommt. Bekommt dein Kind immer das, was es will, lernt es den Wert der Dinge nicht zu schätzen. Schließlich hat es auch keine Ahnung, dass du für Luxusgüter oder Kinokarten bezahlen und dass du für dieses Geld lange arbeiten musst. Woher soll ein Kind das auch wissen?

Jedes Luxus- oder Kulturbedürfnis zu erfüllen hat also zur Folge, dass dein Kind von dir sogar erwartet, dass du ihm diese Wünsche erfüllst, ohne jedoch dabei auf deine Bedürfnisse Rücksicht zu nehmen. Deshalb ist es an dir, deinem Kind diesbezüglich auch Grenzen zu setzen. Du kannst deinem Kind altersgerecht erklären, weshalb es das gewünschte Spielzeug nicht bekommt oder warum du die Markenschuhe nicht kaufen möchtest.

Um diese zweitrangigen Bedürfnisse deines Kindes zu erfüllen, bist nicht du allein zuständig. Hat dein Kind diesbezüglich einen besonderen Wunsch, kannst du diesen an bestimmte Bedingungen knüpfen. So kaufst du beispielsweise die geliebte Zeitschrift oder die neuen Schuhe nur dann, wenn dein Kind seine Pflichten im Haushalt erfüllt oder dir anderweitig geholfen hat. Teure Anschaffungen, wie zum Beispiel ein Smartphone, ein Fernseher oder ein anderes Luxusgut sollten ebenfalls verdient beziehungsweise erspart werden. Dann weiß dein Kind diesen Luxus auch dementsprechend zu schätzen und lernt, dass es für gewisse materielle oder kulturelle Dinge arbeiten muss, um sie zu bekommen.

Tränen sind wichtig – Der Umgang mit den Gefühlen

Der Mensch hat im Laufe seiner Entwicklung eine ganze Bandbreite an unterschiedlichen Emotionen entwickelt, mit denen er seinen Mitmenschen zeigen kann, wie er sich gerade fühlt. Ein Erwachsener hat gelernt, seine Gefühle zu kontrollieren, mit ihnen umzugehen und sie vielleicht sogar zu verstecken, wenn es nötig ist. Bei einem Kind sind diese Gefühle jedoch direkt und unmittelbar. Glück und Freude, aber auch Wut, Angst und Enttäuschung werden von Kindern sehr intensiv wahrgenommen. Wie ein Kind damit umgeht, ist je nach Alter und Temperament ganz unterschiedlich.

Auch kommt es auf das Umfeld und die Erziehung an, wie Kinder letztendlich mit ihren Emotionen umgehen. Wenn ein Kind fröhlich und glücklich ist, dann wird dieses Gefühl von den Eltern natürlich unterstützt. Denn wir sehen es alle gern, wenn unser Kind gut gelaunt und froh ist. Kommen hingegen negative Gefühle wie Wut, Angst oder Trauer zum Vorschein, sieht es anders aus.

Auch wenn du dein Kind lieber lachen siehst, darfst du seine negativen Gefühle nicht unterdrücken oder gar kleinreden. Alle Gefühle, auch die negativen, müssen Gehör finden, damit dein Kind lernen kann, sich selbst zu lieben. Mit all seinen Emotionen, die es hat.

Hilfe, ein Wutanfall

Ein kleines Baby ist einfach zufriedenzustellen. Es braucht in erster Linie nichts weiter als seine Bezugspersonen, viel Liebe und Geborgenheit, ausreichend Nahrung, genügend Schlaf und eine saubere Windel. Dein Kind und du bildet eine

Einheit, dein Baby sieht sich noch nicht als eigenständige Persönlichkeit.

Sobald dein Kind jedoch die Welt um sich herum entdeckt, stellt es auch irgendwann fest, dass es ein Individuum ist, mit eigenen Bedürfnissen und Wünschen. Diese Bedürfnisse stehen leider nicht immer im Einklang mit den Bedürfnissen und Wünschen, die du an dein Kind hast. Zu dieser Zeit passiert es dann das erste Mal – der Wutanfall.

Auslöser dafür kann eine Kleinigkeit sein. Vielleicht möchte dein Kind mit dir spielen, aber du hast dafür gerade keine Zeit. Nun prasseln die unterschiedlichsten Gefühle auf dein Kind ein. Enttäuschung, Wut, Trauer – dein Kind kann mit so vielen unterschiedlichen Gefühlen noch nicht umgehen, geschweige denn sie kontrollieren, so wie es Erwachsene können. Dein Kind nimmt nichts anderes mehr wahr. Alle diese Gefühle entladen sich letztendlich in einem Wutanfall.

Auch wenn du meinst, dass du deinem Kind genügend Aufmerksamkeit schenkst und mit Liebe überschüttest, so hat dein Kind eine komplett andere Sicht der Dinge. Neben den unterschiedlichen Gefühlen, die dein Kind noch nicht richtig einordnen kann, entwickelt es sich nicht nur körperlich, sondern auch psychisch weiter. Es will immer mehr allein machen und Herausforderungen selbstständig meistern. Geht etwas schief, dann ist das für dein Kind keine kleine Lappalie, sondern eine Katastrophe. Will sich dein Kind beispielsweise die Socken anziehen, schafft es aber nicht, kann das schon einen Wutanfall auslösen.

Das Gehirn ist in der Entwicklung

Ein Baby verlässt sich in den ersten Monaten seines Lebens voll und ganz auf seine Instinkte und die Verhaltensweisen, die es schon bei der Geburt mitbringt. Wird das Baby älter, entwickeln sich langsam auch die kognitiven Fähigkeiten, also der richtige Umgang mit den Emotionen, den Instinkten und den Verhaltensweisen.

Doch diese Entwicklung ist ein langsamer Prozess, indem dein Kind erst lernen muss, mit den neuen Gefühlen umzugehen. Deshalb werden die aufkommenden Emotionen nicht kognitiv gesteuert, sondern kommen völlig ungebremst aus deinem Kind heraus. Es kann sie nicht kontrollieren und ist auch nicht in der Lage, die negativen Emotionen einfach wieder wegzusperren.

Die Trotzphase ist also eine sehr nervenaufreibende Phase für dein Kind, aber vor allem für dich. Denn es ist nicht leicht, die ungebremste Wut deines Kindes zu ertragen und nichts tun zu können, um es schnell wieder zu beruhigen.

Unterstützung im Gefühlschaos

In der Trotzphase kommen die Eltern regelmäßig an ihre Grenzen. Doch dein Kind zu bestrafen, weil es seine Gefühle nicht unter Kontrolle hat, ist vollkommen falsch. Es würde nur dazu führen, dass sich dein Kind ungeliebt fühlt und eure Eltern-Kind-Beziehung darunter leidet.

Auch wenn es dir manchmal schwerfällt, so ist es deine Aufgabe, dein Kind durch das Gefühlschaos hindurchzuführen und ihm dabei zu helfen, diese Gefühle in die richtigen Bahnen zu lenken. Dabei kommt es unbedingt darauf an, dass du ruhig bleibst. Dein Kind braucht dich als seinen Fels in der Brandung, der ihm im Meer seiner Gefühle Halt gibt und es erdet.

Sei für dein Kind da, auch wenn es dich vor lauter Wut wegstößt. Mitten in einem Wutanfall wollen Kinder manchmal nicht berührt werden. Respektiere die Gefühle deines Kindes. Wenn es keine Berührungen zulassen möchte, dann setze dich einfach nur neben dein Kind. Auch wenn es vor lauter Tränen und Wut nicht klar denken kann, so bemerkt es doch, dass du da bist. Du kannst dir sicher sein, dass dein Kind nach einer Weile von selbst in deine Arme kommt und sich nach und nach wieder beruhigt.

Als ich mich wirklich
selbst zu lieben begann,
habe ich verstanden,
wie sehr es jemanden beschämt,
ihm meine Wünsche
aufzuzwingen,
obwohl ich wusste, dass weder
die Zeit reif,
noch der Mensch dazu bereit
war,
auch wenn ich selbst dieser
Mensch war.
Heute weiß, das nennt man
"Selbstachtung"

// Zitat Charlie Chaplin

Erfahrungen sammeln – auch mal allein

Es gehört zu den wichtigsten Grundbedürfnissen deines Kindes. Um persönlich zu wachsen und Selbstliebe entwickeln zu können, muss dein Kind seine eigenen Erfahrungen machen. Am Anfang bist du immer dabei, hast ein Auge (oder auch zwei) auf dein Kind und passt auf, dass es nicht in ernsthafte Gefahr gerät. Doch irgendwann möchte dein Kind dich nicht mehr ständig um sich haben. Es möchte seine Zeit für sich haben oder auch ohne dich mit seinen Freunden spielen. Die Privatsphäre wird immer wichtiger.

Vertrauen spielt wieder einmal eine große Rolle. Dein Kind kann nur dann Vertrauen in seine eigenen Fähigkeiten entwickeln, wenn du bereit bist, deinem Kind genügend Vertrauen entgegenzubringen. Dazu gehört auch, dass du deinem Kind immer mehr Freiheiten zugestehst und die Grenzen, die du gesetzt hast, Stück für Stück erweiterst, damit dein Kind seine Fähigkeiten und Talente weiter ausbauen kann.

Allerdings gibt es Eltern, die ihren Kindern dieses Vertrauen nicht schenken.

Das Kind immer im Blick? Die Helikoptereltern

Es gibt sie überall und mit Sicherheit hast auch du schon die Bekanntschaft mit einem dieser Exemplare gemacht. Die sogenannten Helikoptereltern weichen ihren Kindern nicht von der Seite. Mit Argusaugen wachen sie über ihren Nachwuchs, immer zur Stelle, wenn es im Leben des Kindes schwierig wird. Alles wird dem Kind abgenommen. Jede noch so kleine Hürde darf nicht das Kind selbst versuchen zu überwinden, sondern es wird von dieser Art Eltern darüber hinweggetragen.

Warum verhalten sich diese Eltern so? Nun, dieses Verhalten resultiert oft aus den Ängsten, die solche

Eltern haben. Angst ist eine der stärksten Empfindungen, die wir Menschen besitzen. Durch ein gesundes Maß an Angst können wir Gefahren schnell erkennen, ihnen aus dem Weg gehen oder sie, wenn nötig, abwenden. In Gefahrensituationen werden Eltern zu wahren Löwen und beschützen ihre Kinder, komme was wolle. Um das Gefühl der Angst in die richtigen Bahnen zu lenken, ist es wichtig, einen kühlen Kopf zu behalten. Doch wenn die Angst die Führung übernimmt, dann lähmt sie uns und manchmal lässt sie uns in jeder Situation Gefahren sehen, obwohl da keine sind.

In Helikoptereltern steckt also sehr viel Angst und Sorge um das Kind. Sie sehen in allem und jedem eine Gefahr für ihr Kind. So kommt es, dass die Kinder von Helikoptereltern zu stark behütet werden. Die Angst, dass dem Kind etwas Schlimmes geschehen könnte, ist fest im Kopf der Eltern verankert. Vielleicht geht es dir auch so. Du machst dir um dein Kind große Sorgen, du hast Angst, dass ihm etwas zustoßen und dass es sich verletzen könnte. Diese

Ängste sind vollkommen normal und alle Eltern teilen sie mit dir. Doch von dieser Angst darfst du dich nicht beherrschen lassen, denn sonst nimmst du deinem Kind etwas sehr Wichtiges weg. Nämlich die Chance auf seine Selbstständigkeit.

Die Angst der Eltern macht Kinder unselbstständig

Dein Kind muss die Möglichkeit haben, die Welt entdecken und sich entwickeln zu können. Das funktioniert allerdings nur dann, wenn du deinem Kind dein Vertrauen schenkst. Schon die ganz kleinen Kinder können die Gefühle ihrer Bezugsperson spüren, denn zwischen Eltern und Kind besteht eine ganz besonders enge Verbindung. Also weiß dein Kind genau, wann du Angst und vielleicht auch das Gefühl hast, dass dein Kind der Situation nicht gewachsen sein könnte. Diese Angst überträgt sich auf dein Kind. Anstatt also voller Selbstvertrauen an eine neue Aufgabe heranzugehen, wird sich dein Kind davor fürchten und es gar nicht erst versuchen. Du wirst ihm die Aufgabe abnehmen und dein Kind wird keine positive Erfahrung machen.

Es lernt außerdem, dass du sofort zur Hilfe eilst, wenn es im Leben deines Kindes schwierig wird. Dein Kind wird nicht in der Lage sein, selbst eine Lösung für ein Problem zu finden, sondern ist immer auf die Hilfe von anderen angewiesen. Wenn diese Kinder dann erwachsen sind, gehören sie zu den Menschen, die schnell aufgeben und in ihrem Leben keinerlei Risiko eingehen.

Kinder müssen ihre eigenen Erfahrungen machen, auch die schlechten. Denn nur durch selbst gemachte Erfahrungen kann ein Mensch lernen und seine Strategien für das Leben, sowie ein gesundes Selbstwertgefühl und Selbstvertrauen in sich und seine Fähigkeiten entwickeln. Auch wenn es vielleicht schwerfällt, solltest du dein Kind nicht in Watte packen. Es soll sich ausprobieren und auch mal etwas wagen. Wenn es sich dabei vielleicht verletzt, dann wird es daraus lernen, das nächste Mal vorsichtiger zu sein.

Das bedeutet natürlich nicht, dass du dein Kind einer wirklichen Gefahr aussetzen oder ihm gar nicht mehr helfen sollst. Aber du musst deinem Kind den Raum geben, seine Persönlichkeit zu entwickeln und zu lernen, selbstständig Probleme zu lösen. Vor allem dann, wenn es ein bisschen kniffliger ist.

Die Familie als Fels in der Brandung

Nichts ist für ein Kind mehr von Bedeutung als die Menschen, die es tagtäglich um sich herum hat – seine Familie. In meiner Definition besteht Familie nicht nur aus Menschen, die rein zufällig zusammen leben und aus dem gleichen Genpool stammen. Nein, Familie ist doch so viel mehr als das. In der Familie bekommt ein Kind alles, was es während seiner psychischen und physischen Entwicklung braucht. Die Eltern stehen in jeder Situation mit Rat und Tat zur Seite, unterstützen das Kind dabei, auch eigene

Entscheidungen zu treffen, damit es als Erwachsener in der Welt auch allein zurechtkommen kann. Die Familie hält auch den stärksten Stürmen stand und versucht gemeinsam, eventuelle Schäden wieder zu reparieren.

Eine liebevolle Familie muss nicht immer der Norm entsprechen. Mittlerweile haben Familien ganz unterschiedliche Gesichter. Eine Familie besteht nicht ausschließlich aus Vater, Mutter und den Kindern, sondern kann auch die Großeltern umfassen, ein alleinerziehendes Elternteil sein, die zusammengewürfelte Patchwork-Familie oder auch die ungewöhnliche Regenbogenfamilie. Alle diese unterschiedlichen Familienformen haben jedoch einige entscheidende Gemeinsamkeiten. Sie unterstützen sich gegenseitig, sind in jeder Lebenslage füreinander da und kümmern sich liebevoll um alle Familienangehörigen. In der Familie lernt das Kind, sich in einer Gemeinschaft zurechtzufinden, Rücksicht auf andere Menschen zu nehmen und entwickelt sich so zu einem selbstbewussten Menschen.

Familie sorgt für stabile Strukturen

Eine stabile Bindung zu den Familienmitgliedern, aber vor allem zu den engsten Bezugspersonen ist besonders wichtig. Denn nur durch Vertrauen, Liebe und gegenseitigen Respekt kann das Kind innerhalb der Familie lernen, sich selbst zu lieben. Die Familie soll der sichere Hafen sein, an den sich das Kind zurückziehen und ganz es selbst sein kann.

Dabei spielt es keine Rolle, wie diese Familie aufgebaut ist, sondern welche Gefühle die Familie dem Kind vermittelt. Geschehen gravierende Veränderungen innerhalb der Familienstrukturen, wie zum Beispiel im Fall einer Scheidung, kann das in der Gefühlswelt des Kindes ein heilloses Chaos auslösen. Ein Kind braucht Beständigkeit, um sich gesund entwickeln zu können. Wird ihm diese Beständigkeit genommen, kann das Kind das

Urvertrauen in seine Bezugspersonen verlieren. Starke Veränderungen in der Familienroutine lösen in Kindern große Angstgefühle aus.

Obwohl wir als Eltern nur das Beste für unsere Kinder wollen, lassen sich manche Veränderungen innerhalb der Familie nicht verhindern. Ein neues Familienmitglied kommt hinzu, ein anderes verlässt den Kreis der Familie. Veränderungen sind normal im Leben, sie sind aber für ein Kind schwer zu verarbeiten. Gib deinem Kind deshalb die Stabilität, die es auch in Zeiten der Veränderung dringend benötigt. Zeige und erkläre ihm, dass sich an deiner Liebe und an eurer Beziehung nichts verändert, auch wenn sich die Familienstrukturen neu ordnen.

Die Rangordnung

Sind die Kinder noch klein, dann erkennen sie ihre Bezugspersonen automatisch als Oberhaupt der Familie an. Sie stellen die Autorität der Eltern nicht infrage und orientieren sich nach den Vorstellungen und Werten, die die Eltern vorgeben. Die Entscheidungen, die Eltern für ihre Kinder treffen, werden meist ohne Widerworte angenommen.

Doch das ändert sich im Laufe der Entwicklung des Kindes. Spätestens in der Pubertät, wenn sich das Kind von seinen Bezugspersonen abnabelt, sind Eltern in den Augen des Kindes nicht mehr allwissend. Das Kind will seine eigenen Erfahrungen machen, deshalb ist es wichtig, dass du deinem Kind diese Erfahrung nicht verwehrst. Allerdings bedeutet das nicht, dass sich die Positionen innerhalb der Familie verschieben sollten. Zwar gestehst du deinem Kind mehr Freiheiten zu, doch die Rangordnung in der Familie verändert sich dadurch nicht. Du als Bezugsperson bist und bleibst das Oberhaupt der Familie. Dein Kind kann sich an manchen Entscheidungsfindungen beteiligen, doch das letzte Wort gehört dir.

Regeln innerhalb der Familie

Die Familie ist die erste Gemeinschaft, die dein Kind kennenlernt. Sie besteht wie jede andere Gemeinschaft auch, aus unterschiedlichen Individuen. Jeder hat seine eigenen Bedürfnisse und Wünsche, die nicht immer mit den Bedürfnissen und Wünschen der restlichen Familienmitglieder übereinstimmen. Deshalb braucht es innerhalb der Familie klare Regeln, an die sich jeder halten muss. Würde nämlich jeder versuchen, seinen Kopf durchzusetzen … Na ja, du kannst dir ausmalen, wie das enden würde, oder?

Regeln sollen das familiäre Zusammenleben leichter machen. Diese Regeln legt jede Familie individuell für sich fest. Doch es gibt Bereiche, die für jede Familie von gleich wichtiger Bedeutung sind. Ohne die dazugehörige Regel wird das gemeinsame Leben ziemlich schwierig. Deshalb sollten für gewisse Alltagssituationen feste Regeln gelten. Positiver Nebeneffekt ist, dass dein Kind lernt, sinnvolle

Regeln aufzustellen, sie zu befolgen und vor allem zu begreifen, weshalb diese Regeln wichtig sind.

Die erste und wichtigste Regel ist wohl der Zusammenhalt innerhalb der Familie. Alle Familienmitglieder stehen sich loyal gegenüber und behandeln sich gegenseitig mit Respekt und Liebe. Selbst wenn es einmal Streit oder Meinungsverschiedenheiten gibt, verlieren die Familienmitglieder nicht den Respekt voreinander. Schließlich ist Streit etwas ganz Normales und kann genauso schnell wieder aus der Welt geschafft werden.

Die Familie sollte immer genügend Zeit für einander haben, um das Gefühl der Zusammengehörigkeit zu stärken. Einmal am Tag ist Familienzeit, zum Beispiel bei einem gemeinsamen Essen. Hier haben alle Familienmitglieder Zeit, den anderen von ihrem Tag zu berichten oder einfach gemeinsam zu lachen.

Innerhalb der Familie darf es keine Gewalt geben. Wenn es doch einmal zu einem Streit kommt, dann muss dieser gewaltfrei gelöst werden, mit gegenseitigem Verständnis und unter Berücksichtigung der Bedürfnisse aller Beteiligten.

Ehrlichkeit ist in einer Familie ebenfalls eine wichtige Regel. Um den Kindern ein Vorbild zu sein, halten sich vor allem Eltern im Idealfall konsequent an die Ehrlichkeitsregel. Fehler zu machen ist menschlich und wenn man ehrlich zu ihnen steht, kann man für jedes Problem eine Lösung finden.

Innerhalb der Familie gilt im Optimalfall eine strikte Aufgabenverteilung. Jedes Mitglied muss seinen Teil dazu beitragen, dass das Zusammenleben reibungslos funktionieren kann. Die Familie kann beispielsweise einen Haushaltsplan aufstellen und dort die Aufgaben gerecht untereinander aufteilen.

Ein Alltags-Plan kann dabei helfen, Tagesabläufe besser zu strukturieren. Gerade morgens geht es in vielen Familien hektisch zu. Das muss allerdings nicht sein. Ein Zeitplan für die Nutzung des Badezimmers, eine Einkaufsliste oder auch ein

Terminplaner, in den alle wichtigen Termine eingetragen werden, kann wahre Wunder vollbringen und dem Tagesablauf mehr Struktur geben.

Die Familienkonferenz – Gemeinsam Konflikte lösen

Innerhalb der Familie gehören Streitigkeiten zum Alltag und in den meisten Fällen lassen sich kleinere Streitigkeiten schnell bereinigen. Doch manchmal kann es passieren, dass die streitenden Parteien keine gemeinsame Lösung finden können und die Fronten zu sehr verhärtet sind. In diesen Fällen kann eine Familienkonferenz helfen.

Bei einer Familienkonferenz ist es wichtig, dass beiden Partien Gehör geschenkt wird. Sich zuhören und sich gegenseitig ausreden lassen ist ein absolutes Muss. Bei diesem klärenden Gespräch sollten die Streithähne auf persönliche Angriffe und auf eine aggressive Wortwahl verzichten. Es ist wichtig, Verständnis für sein Gegenüber aufzubringen und sich in die Gegenseite hineinzuversetzen. Dabei helfen die restlichen Familienmitglieder, die ebenfalls genau zuhören und als Moderatoren fungieren. Auf dieser Basis lässt sich eine Lösung finden, die für alle annehmbar ist.

Selbstliebe durch eine stabile familiäre Gemeinschaft

Die Familie ist die wichtigste Anlaufstelle für dein Kind. Ein liebevolles Umfeld bietet Sicherheit und Schutz. Hier kann dein Kind so sein, wie es ist. Denn es weiß, dass es sich für die Familie nicht verbiegen muss und bedingungslos geliebt und angenommen wird. Eure Familie ist die Basis, die dein Kind braucht, um zu lernen, sich selbst zu lieben und zu akzeptieren.

Solange du deinem Kind diese Basis garantieren kannst, kannst du dir sicher sein, dass dein Kind ein gesundes Selbstwertgefühl aufbauen kann. Dabei ist ihm deine Liebe sowie die Liebe innerhalb der Familie eine große Hilfe.

Selbstbewusstsein

Obwohl Selbstliebe eng mit dem Selbstbewusstsein verknüpft ist, ist es dennoch nicht dasselbe. Das Selbstbewusstsein wächst durch eigene Erfahrungen, die ein Kind sammeln kann, wenn es sich den Herausforderungen des Lebens stellt und durch die Anerkennung, die das Kind dafür von seiner Umwelt erhält. Ein Mensch oder ein Kind mit einem gesunden Selbstbewusstsein hat Vertrauen in sich und seine Fähigkeiten. Es scheut sich nicht davor, Herausforderungen anzunehmen und diese zu meistern.

Selbstbewusstsein oder Selbstvertrauen entwickelt sich in den ersten sechs Lebensjahren und wirklich jedes Kind kann sich ein gesundes Maß Selbstvertrauen aneignen. Das Gute dabei ist, dass du dein Kind dabei aktiv unterstützen kannst.

Darum ist Selbstbewusstsein für dein Kind wichtig

Konnte dein Kind ein gesundes Selbstbewusstsein entwickeln, ist das die beste Voraussetzung für ein erfolgreiches, glückliches Leben. Denn ein selbstbewusstes Kind hat es im Leben leichter. Warum? Ganz einfach.

- Durch ein gesundes Selbstbewusstsein erkennen Kinder ihre Stärken, aber auch ihre Schwachstellen. Trotzdem lassen sie sich nicht ausbremsen und versuchen, an Herausforderungen zu wachsen. Das macht sich in der Schule und später im Berufsleben bezahlt.
- Ein selbstbewusstes Kind hat es leichter, Freundschaften zu schließen. Es traut sich, offen auf andere zuzugehen, und wirkt dadurch sympathisch.
- Selbstbewusste Kinder sind gesünder. Ein Kind, das sich selbst und seine Fähigkeiten als wertvoll betrachtet und sich selbst schätzt, ist psychisch und auch körperlich stabiler.

- Selbstbewusstsein verhindert, dass sich ein Kind auf gefährliche Versuchungen einlässt. Denn wer in sich selbst gefestigt ist, hat Alkohol oder Drogenkonsum nicht nötig und kann auch dem stärksten Gruppenzwang widerstehen.
- Selbstbewusste Kinder haben weniger Angst. Stattdessen sind sie mutig und trauen sich aus ihrer Komfortzone, um Abenteuer zu erleben.
- Selbstbewusstsein fördert die Kreativität. Durch ein gesundes Selbstbewusstsein wagt sich das Kind, auch mal etwas Neues auszuprobieren und entdeckt dadurch vielleicht neue Talente.
- Selbstbewusstsein schützt vor psychischen und körperlichen Übergriffen. Dein Kind signalisiert, dass es sich von niemandem etwas gefallen lässt und hat im Notfall keine Angst davor, sich Hilfe zu suchen.
- Ein selbstbewusstes Kind kann glückliche, stabile Beziehungen zu anderen Menschen eingehen. Das wirkt sich auch in einer

Partnerschaft positiv aus. Indem dein Kind weiß, was es kann und was es will, kann es sich auch anderen Menschen gegenüber öffnen und seine Bedürfnisse klar und deutlich formulieren.

- Mit gesundem Selbstbewusstsein geht dein Kind seinen eigenen Weg. Es lässt sich nicht von anderen beeinflussen, sondern lebt guten Gewissens nach seinen eigenen Wertvorstellungen.

Wie du das kindliche Selbstbewusstsein aufbauen und stärken kannst

Damit dein Kind sein Selbstbewusstsein aufbauen und stärken kann, braucht es die Hilfe und Zuversicht seiner engsten Bezugspersonen. Mit ein paar kleinen Tipps kann dein Kid mit dir zusammen sein Selbstbewusstsein aktivieren.

Tipp 1: Fokussiere dich auf die positiven Eigenschaften deines Kindes

Es ist wissenschaftlich bewiesen, dass ein Kind mehr Selbstbewusstsein aufbauen kann, wenn es von außen positive Signale empfängt. Das fängt schon im Babyalter an. Eltern konzentrieren sich überwiegend auf die Fortschritte, die ihr Baby macht, und freuen sich zusammen mit ihrem Kind darüber, was es gelernt hat. Frisch gebackene Eltern reden am liebsten über ihr Kind und was sie ihm alles beigebracht haben. Die meisten Eltern führen sogar ein Album oder Tagebuch mit den Fortschritten ihres Kindes. Negative Aspekte wie beispielsweise schlaflose Nächte, volle Windeln oder Ähnliches werden gerne ausgeblendet.

Wird das Kind älter, ändert sich meistens der Fokus vieler Eltern. Aus übertriebenem Perfektionismus werden nur noch die schlechten Seiten und die Fehler des Kindes gesehen. Gute Dinge und kleinere Fortschritte fallen aus dem Raster. Soll dein Kind also ein gesundes Selbstbewusstsein entwickeln, dann richte deinen Fokus wieder auf die Erfolge deines Kindes. Mach dir und auch deinem Kind bewusst, was es alles erreichen konnte und wie stolz du auf dein Kind sein kannst.

Tipp 2: Schenke deinem Kind bedingungslose Liebe

Sicher macht dein Kind nicht alles richtig und du musst auch nicht alles gut finden, was dein Kind so von sich gibt. Aber du darfst ihm niemals deine Liebe entziehen. Für emotionale Stärke ist Liebe, die an keinerlei Bedingungen geknüpft ist, eine Grundvoraussetzung.

Vor allem dann, wenn dein Kind einen Fehler gemacht hat, und du es tadeln musst, ist bedingungslose Liebe besonders wichtig. Viele Eltern setzen gerne Liebesentzug als Strafe ein, um ihr Kind dazu zu bringen, das zu tun, was sie möchten. Doch diese Bestrafung hat zur Folge, dass dein Kind von der Liebe anderer Menschen geradezu anhängig wird. Es wird mit aller Macht versuchen, andere glücklich zu machen, und vergisst dabei seine eigenen Bedürfnisse.

Tipp 3: Selbstbewusstsein durch Sport

Durch sportlichen Erfolg kann dein Kind sein Selbstbewusstsein stärken. Aber hier musst du etwas vorsichtig sein. Denn in vielen Sportvereinen zählt nicht der Spaß am Sport, sondern die Leistung des Sportlers. Es gibt Jugendtrainer, die sehr ungehalten werden, wenn ihre Mannschaft bei einem Turnier nicht als Sieger hervorgeht.

Deshalb prüfe genau, ob in dem jeweiligen Sportverein ein zu großer Leistungsdruck auf den Kindern lastet, ob der Konkurrenzkampf zu groß ist und wie der Trainer mit seinen Schützlingen umgeht. Lass dein Kind erst einmal in den Verein reinschnuppern. Hat dein Kind Freude am Sport, dann spricht nichts dagegen.

Tipp 4: Alle Gefühle zulassen

Nicht nur die positiven Gefühle sind wichtig. Dein Kind muss auch lernen, mit seinen negativen Gefühlen wie beispielsweise Wut, Trauer oder Angst umgehen zu können, um selbstbewusst durchs Leben zu gehen. Es ist nicht hilfreich, wenn du deinem Kind Vorwürfe machst, wenn es schlechte Laune hat oder wenn du versuchst, es abzulenken. Denn dadurch lernt dein Kind, das negative Gefühle unerwünscht sind, und wird versuchen, diese zu unterdrücken.

Besser ist es, deinem Kind zu zeigen, dass auch negative Gefühle zum Leben dazugehören und ihre Daseinsberechtigung haben. Auch Tränen versiegen irgendwann. Ist dein Kind unglücklich, dann nimm es in den Arm und gib ihm die Nähe und Liebe, die es in dieser Situation von dir benötigt.

Tipp 5: Lass dein Kind helfen

Kinder wollen immer neues ausprobieren und helfen dir gern, wenn du es zulässt. Kochen, backen und andere Arbeiten in der Küche sind dabei ganz besonders spannend. Nur leider neigen Kinder dazu, ein kleines bisschen chaotisch zu sein. Wenn Kinder in der Küche helfen, sieht diese am Ende ziemlich ramponiert aus. Alles ist durcheinander. Außerdem benötigst du in der Regel doppelt so lange, wenn dein Kind den Kochlöffel schwingen will.

Hast du Zeit und die Uhr sitzt dir nicht im Nacken? Dann lass dein Kind helfen, wenn es das möchte. Denn nur, wenn es eigene Erfahrungen sammeln kann, kann dein Kind seine Fähigkeiten verbessern und somit mehr Selbstbewusstsein aufbauen. Lässt du zu, dass dein Kind dir im Haushalt hilft, wird es daran vielleicht sogar Freude entwickeln und dir auch als Jugendlicher gern helfen.

Wichtig ist jedoch, dass du ruhig bliebst und dein Kind nicht bestrafst, wenn mal etwas daneben geht. Schließlich probiert dein Kind etwas Neues aus, da kann nicht immer alles glattgehen. Du solltest dich lieber freuen und dein Kind in seinem Handeln bestärken.

Tipp 6: Auch dein Kind darf Grenzen setzen

Jeder hat ein Recht auf Privatsphäre und körperliche Unversehrtheit. Auch dein Kind. Also ist dein Kind berechtigt, anderen seine Grenzen aufzuzeigen. Das beste Beispiel hierfür zeigt sich beim Spielen mit anderen Kindern. Oft gibt es Streit, weil dein Kind sein Spielzeug nicht mit dem anderen Kind teilen möchte. Für uns Erwachsene ist es selbstverständlich, dass Spielzeug gemeinsam genutzt wird. Aber ist es wirklich richtig, dass jemand anderes einfach so das Spielzeug deines Kindes aus den Schränken räumen und benutzen kann, ohne zu fragen?

Dein Kind hat genügend Selbstbewusstsein, um hier klare Grenzen zu setzen. Deshalb solltest du dein Kind deswegen nicht tadeln oder mit ihm schimpfen. Besser ist es, mit deinem Kind zu reden, bevor der Besuch eintrifft. Dann kann dein Kind entschieden, welches Spielzeug es bereit ist, zu teilen. Alles andere wird weggeräumt.

Auch in anderen Bereichen ist dein Kind gut beraten, klare Grenzen zu setzen. Hilf du ihm dabei, dass andere Menschen diese Grenzen auch respektieren und sich nicht über diese Grenzen hinwegsetzen. So lernt dein Kind, dass es sich von anderen nicht alles gefallen lassen muss.

Zu viel Selbstbewusstsein? So ziehst du die Notbremse.

Kann ein Mensch, beziehungsweise ein Kind, ein zu großes, schon krankhaftes Selbstbewusstsein haben? Ja, das geht und ist die Folge einer übertriebenen und falsch verstandenen Liebe zu deinem Kind. Wenn du dich in deinem Bekanntenkreis umsiehst, kannst du sie schnell erkennen, die narzisstischen, empathielosen Kinder, die alle Aufmerksamkeit ihrer Umgebung, komme was wolle, auf sich ziehen.

Jetzt wirst du vielleicht einwenden, dass per Definition jedes Kind ein kleiner Narzisst ist und in gewisser Weise stimmt das auch.

- Kinder stellen ihre eigenen Bedürfnisse meist über die Bedürfnisse der anderen.
- Ein Kind ist selbstverliebt und egoistisch und teilt nicht gern.
- Kinder brauchen Aufmerksamkeit und Bewunderung.
- Ein Kind nutzt die Gutmütigkeit anderer aus, um an sein Ziel zu kommen.
- Kindern mangelt es oft an Verständnis und Empathie.

Allerdings ist ein Kind noch mitten in seiner Entwicklung und lernt erst noch innerhalb der verschiedenen Entwicklungsphasen, was Empathie, Rücksicht oder Geduld bedeuten und weshalb diese Verhaltensweisen in einer Gemeinschaft wichtig sind.

Demnach ist anzunehmen, dass Narzissmus in der Kindheit durch falsche Erziehungsmaßnahmen entsteht. Lobst du alles, was dein Kind tut, in den Himmel, zeigst du ihm keine Grenzen auf und bringst deinem Kind nicht bei, dass es auch auf die Bedürfnisse der Menschen in seiner Umgebung Rücksicht nehmen muss, dann ziehst du dir deinen eigenen Narzissten heran.

Die Persönlichkeitsentwicklung deines Kindes erfolgt durch seine Erfahrungen, seine Erfolge und auch durch die Fehler und Niederlagen, die es einstecken muss. Dadurch lernt dein Kind, dass es sich in gewissen Situationen mehr anstrengen muss, um an sein Ziel zu kommen, und stellt fest, dass es im Leben auch mal Grenzen gibt. Darf dein Kind alle notwendigen Erfahrungen selbst machen und gibst du dabei sinnvolle Grenzen vor, in denen sich dein Kind sicher bewegen kann, wird es sich mit deiner Unterstützung zu einem Menschen entwickeln, der selbstbewusst und gestärkt durchs Leben gehen sowie gesunde Beziehungen zu anderen aufbauen kann.

Nimmst du deinem Kind jedoch alle Herausforderungen ab, sorgst für ständigen Erfolg ohne Anstrengung oder Enttäuschungen, dann wird dein Kind nur eines lernen: Es ist das beste, tollste, fantastischste Kind auf der ganzen Welt. Es gibt niemanden, der deinem Kind das Wasser reichen kann. Dieses Gefühl wird deinem Kind auch immer wieder von dir bestätigt. Dein Kind weiß nicht, was es heißt, einen Fehler zu machen oder zu scheitern. Schließlich bist du es, der dein Kind über jede Hürde hinwegträgt, damit es immer bekommt, was es will. Kommt irgendwann einmal Kritik von außen, wird diese gekonnt ignoriert. Dein Kind ist nicht in der Lage, sich selbst zu reflektieren oder anderen gegenüber Empathie zu empfinden. Allein seine Bedürfnisbefriedigung steht im Vordergrund.

Du bist gefragt

Wenn du dein Kind liebst, dann lass es nicht so weit kommen. Das bedeutet nicht, dass du dein Kind nicht lieben darfst. Aber es besteht ein großer Unterschied zwischen der bedingungslosen Liebe der Eltern zu ihren Kindern und der übertriebenen, falsch verstandenen Liebe. Deine Aufgabe ist es nicht, dein Kind mit teuren Geschenken zu überhäufen, ihm alles Schwierige abzunehmen und es wie einen Gott anzubeten. Das ist nicht notwendig und wie du jetzt weißt, eher schädlich für die emotionale Entwicklung deines Kindes.

Viel mehr musst du bereit sein, deinem Kind alles beizubringen, was es als Erwachsener in seinem Leben brauchen wird. Dazu gehört auch, dass du deinem Kind Grenzen aufzeigst und Regeln befolgt werden müssen, die wichtig für das Leben in einer Gemeinschaft sind.

Wenn du es schaffst, deinem Kind Liebe und Geborgenheit zu schenken, aber dennoch konsequent zu bleiben, dann wird aus deinem Kind ein Mensch mit einem gesunden Selbstbewusstsein.

Aus klein wird groß – Welche Hürden es in der Entwicklung deines Kindes zu meistern gibt

„Kleine Kinder, kleine Sorgen! Große Kinder, große Sorgen!“ Dieses Sprichwort kennst du mit Sicherheit auch und es ist was Wahres dran. Ist dein Kind noch klein, bist du als Bezugsperson der wichtigste Mensch im Leben deines Kindes. Hat es Sorgen und Ängste, dann kommt es als Erstes zu dir. So weißt du meistens sehr genau, was in deinem Kind vor sich geht, und kannst aktiv bei der Problembewältigung helfen und dein Kind unterstützen.

Je älter dein Kind allerdings wird, umso mehr verändert sich das Verhältnis zwischen euch. Die Freunde werden immer wichtiger und Eltern müssen nicht immer alles wissen. Dein Kind nabelt sich langsam, aber sicher von dir ab. Der Höhepunkt dieses Prozesses ist wohl die Zeit in der Pubertät, die für Eltern und auch die Kinder eine Zerreißprobe ohnegleichen ist.

In jeder Entwicklungsphase ist es deine Aufgabe, dein Kind in sich zu stärken, damit es ein stabiles Selbstwertgefühl entwickeln kann. Doch es ist nicht immer leicht, sich in die Gefühlswelt der Kinder hineinzuversetzen. Wir Erwachsene haben einen ganz anderen Blick auf die Welt, der sich von dem der Kinder stark unterscheidet. Was ein Erwachsener als Lappalie betrachtet, kann für ein Kind sogar traumatisierend sein.

Die drei wichtigsten Schritte auf dem Weg vom Kind zum Erwachsenen sind wohl die Kita, danach der Übergang in die Schule und die nervenaufreibende Phase der Pubertät, in der wirklich alles vollkommen durcheinandergerät. Diese drei Stufen in der

Entwicklung werden wir in diesem Kapitel zusammen erörtern.

Die Kita – erster Weg zur Selbstständigkeit

Die ersten ein bis drei Jahre allein mit deinem Kind sind wohl die wichtigsten, denn die Entwicklung deines Kindes geht rasend schnell voran. Du und dein Kind seid in dieser Zeit sehr eng miteinander verbunden. Sieben Tage die Woche, vierundzwanzig Stunden am Tag bist du für dein Kind da und kümmerst dich darum, dass es deinem Kind an nichts fehlt. Du bist eine feste Konstante, die wichtigste Bezugsperson deines Kindes. Es kann sich immer darauf verlassen, dass du kommst, wenn es nach dir ruft. Diese sehr enge Verbindung ist wichtig, damit dein Kind Selbstvertrauen aufbauen kann, um in der Welt irgendwann bestehen zu können.

Doch der Tag kommt, an dem du dein Kind in fremde Hände geben musst. Die Kita ist in der heutigen Zeit nicht nur eine Betreuungseinrichtung, in der dein

Kind mit anderen Kindern in Kontakt kommt, sondern auch ein Ort für die frühkindliche Bildung. Die Erzieherinnen und Erzieher in der Kita sind also nicht nur reine Betreuer. Sie sind wichtige Bezugspersonen, die dein Kind in seiner Entwicklung unterstützen.

Sanfte Trennung zu neuer Eigenständigkeit

Das größte Problem, wenn dein Kind in die Kita kommt, ist wohl die Trennungsangst des Kindes. Du als Hauptbezugsperson lässt dein Kind allein in der Kita zurück. Das kann, wenn diese Trennung abrupt vollzogen wird, schwere psychische Schäden bei deinem Kind verursachen. Es verliert möglicherweise das Vertrauen, welches dein Kind in der intensiven Zeit mit dir aufgebaut hat. Dieser Tatsache ist man sich mittlerweile bewusst. Aus diesem Grund wird, wenn dein Kind in die Kita kommt, die sanfte Trennung zur Hauptbezugsperson angestrebt. Dein Kind bekommt genügend Zeit, einer anderen Bezugsperson sein Vertrauen zu schenken, damit ihm die Trennung von dir nicht mehr allzu schwerfällt und das Grundvertrauen in dich bestehen bleibt.

Diese Eingewöhnungsphase wird nach dem „Berliner Modell“ vollzogen. Du als Hauptbezugsperson bleibst in den ersten Tagen zusammen mit deinem Kind für eine Weile in der Kita. Dein Kind lernt in deinem Beisein die „neue Bezugsperson“ sowie das noch fremde Umfeld der Kita kennen. Bei gemeinsamem Spielen gewinnt dein Kind Vertrauen in die Bezugsperson und die Einrichtung, denn es sieht, dass auch du ihnen dein Vertrauen schenkst.

Nach zwei bis drei Tagen wird nun eine erste, kurze Trennung von dir und deinem Kind in Angriff genommen. Du lässt dein Kind bei der Bezugserzieherin/dem Bezugserzieher allein zurück. Gelingt diese Trennung ohne viel Tränen und kann dein Kind schnell von der neuen Bezugsperson beruhigt werden, kannst du dir sicher sein, dass dein Kind die Trennung von dir gut überstehen wird und seinen ersten Schritt in die Selbstständigkeit getan hat.

Diese Trennungsphase von dir wird nun von Tag zu Tag ein bisschen mehr ausgeweitet, bis du dein Kind zu den normalen Betreuungszeiten in die Einrichtung bringen kannst. Die Eingewöhnungsphase ist demnach beendet, wenn dein Kind die Kita als sicheren Ort akzeptieren kann, an dem es gut aufgehoben ist.

Jedes Kind ist anders und kommt besser oder schlechter mit der Trennung klar. Bei einigen Kindern dauert diese Eingewöhnungsphase nur wenige Tage, anderen Kindern fällt die Trennung zu ihrer Hauptbezugsperson wesentlich schwerer. Deshalb gibt es bei der Eingewöhnung keine festen Vorgaben, sondern wird auf jedes Kind individuell angepasst.

Die Eingewöhnung erleichtern

Du allein weißt am besten, wie sehr dein Kind an dir hängt und ob es ihm leicht oder schwerer fällt, sich von dir lösen zu können. Doch ganz unabhängig von eurer Bindung kannst du schon im Vorfeld einiges tun, damit deinem Kind die Trennung von dir ein bisschen leichter fällt.

Zuallererst ist es von Vorteil, wenn du deinen Partner in die Betreuung eures Kindes intensiv mit einbeziehst. Und das schon von Anfang an. Natürlich ist in den meisten Fällen die Mutter die Hauptbezugsperson und rund um die Uhr für das Kind da. Doch ab und zu brauchst du auch eine kleine Pause. Hier kommt dein Partner ins Spiel. Durch den zweiten Elternteil lernt dein Kind schon früh, dass seine Bedürfnisse nicht nur von der Mutter, sondern auch von einer anderen Person befriedigt werden können und es sich auch ohne dich wohlfühlen kann.

Ein weiterer Schritt, um dein Kind bei der Abnabelung zu unterstützen, ist eine kurzzeitige

Fremdbetreuung. Das kann ein Besuch bei den Großeltern und anderen nahen Verwandten sein oder sogar ein Babysitter, der für ein paar Stunden auf das Kind aufpasst. Auch die Betreuung durch eine Tagesmutter kann deinem Kind helfen, sich schneller und leichter in die Kita einzugewöhnen. Doch du solltest unbedingt darauf achten, dein Kind langsam an die Fremdbetreuung zu gewöhnen, damit es zu den anderen Menschen ebenfalls Vertrauen aufbauen kann und sie als Bezugspersonen akzeptiert.

Das Alter deines Kindes spielt bei der Eingewöhnung in die Kita ebenfalls eine große Rolle. Kinder, die mit anderthalb oder zwei Jahren in die Kita kommen, tun sich manchmal sehr schwer. Denn in dieser Phase ihrer Entwicklung sind sie stark auf ihre Bezugsperson fixiert und können noch nicht begreifen, weshalb sie an einem fremden Ort bleiben müssen. Hier musst du besonders sensibel mit deinem Kind umgehen, damit die Eingewöhnung nicht in unnötigen Stress bei dir und deinem Kind ausartet.

Kinder ab drei Jahren sind in ihrer Entwicklung schon einen großen Schritt weiter. Die meisten freuen sich sogar, endlich mit anderen Kindern spielen zu können und verstehen das, was ihre Eltern mit ihnen besprechen. Deshalb ist die Eingewöhnung in diesem Alter etwas leichter.

Nicht nur vor der Eingewöhnung kannst du deinem Kind helfen, die Trennung von dir besser zu verarbeiten. Auch während der Eingewöhnungsphase gibt es einiges, was du tun kannst.

- Die Eingewöhnung sollte nur von einer Bezugsperson durchgeführt werden. Oft ist es für dein Kind sogar leichter, wenn nicht du selbst dies Eingewöhnung übernimmst, sondern dein Partner oder eine andere Bezugsperson. Denn die Trennung von der Hauptbezugsperson fällt in der Regel viel schwerer.
- Vergiss nie, dich von deinem Kind zu verabschieden, selbst wenn es gerade mitten

im Spiel oder anderweitig abgelenkt ist. Das stärkt euer Vertrauensverhältnis.

- Erkläre deinem Kind immer, wann du es abholst, auch wenn es erst klein ist und noch nicht richtig sprechen. Gib allerdings keine Uhrzeit an, sondern feste Fixpunkte, an denen sich dein Kind orientieren kann, wie zum Beispiel „nach dem Mittagsschlaf". Wichtig ist, dass du unbedingt pünktlich sein musst, damit dein Kind sein Vertrauen in dich nicht verliert.
- Wenn du es einrichten kannst, dann lass dein Kind anfangs nicht den ganzen Tag in der Kita. Verbringt nach der Fremdbetreuung so viel Zeit wie möglich miteinander. So weiß dein Kind sicher, dass es zu Hause gewollt ist und du es liebst. Auf diese Weise kommt es gar nicht auf die Idee, „abgeschoben" zu werden.

Mit Rückschlägen richtig umgehen

Du hast alles getan, damit deinem Kind die Eingewöhnung in die Kita so leicht wie nur möglich fällt. Doch es scheint trotz allem nicht zu funktionieren. Dein Kind kann sich nur schwer von dir losreißen und weint herzzerreißend, wenn du die Kita verlassen willst. Da kommen natürlich Gedanken auf, ob du dein Kind in der Einrichtung lassen sollst und ob du alles richtig gemacht hast. Es kann sogar vorkommen, dass dein Kind die Eingewöhnungsphase ohne Schwierigkeiten meistert, dann aber nach ein paar Wochen Probleme auftreten und dein Kind sich nur schwer von dir trennen kann.

Diese Anhänglichkeit kann ganz unterschiedliche Ursachen haben und hat in der Regel nichts damit zu tun, dass du etwas falsch gemacht haben könntest. Kinder sind nun mal unterschiedlich und reagieren deshalb auch vollkommen verschieden in gewissen Situationen. Sei geduldig und dränge dein Kind zu nichts. Manchmal braucht es nur ein bisschen Zeit, Vertrauen, Verständnis und viel Liebe.

Die Trennung von dir als Hauptbezugsperson fällt vor allem dann schwer, wenn dein Kind ein Einzelkind ist. Es bekam von dir zu Hause die volle Aufmerksamkeit. Doch in der Kita muss es lernen, mit vielen anderen Kindern zurechtzukommen, und muss die Aufmerksamkeit der Erzieher/innen mit diesen Kindern teilen. Es ist ganz natürlich, dass sich dein Kind erst an diese Situation gewöhnen muss und deshalb Halt bei dir sucht. Geschwisterkindern fällt es in der Regel leichter, sich in der Kita zurechtzufinden, doch auch hier bestätigen Ausnahmen die Regel.

Probleme können ebenfalls auftreten, wenn dein Kind gerade in einer schwierigen Phase steckt. Das kann eine Wachstumsphase sein, ein Entwicklungssprung oder auch der Anfang einer Erkältung. In diesen Phasen benötigt dein Kind viel Liebe und Geborgenheit von dir als

Hauptbezugsperson. Diese darfst du deinem Kind nicht verwehren. Geht es deinem Kind besser und hat es die Phase überstanden, wird es auch bei der Übergabe in der Kita wieder einfacher werden.

Es kann auch dann schwierig werden, wenn dein Kind ein/e neue/n Bezugserzieher/in bekommt. Der Verlust einer vertrauten Person kann dein Kind in eine tiefe Krise stürzen und es kann passieren, dass dein Kind deshalb nicht mehr in die Kita möchte. In vielen Kitas bekommt dein Kind aus diesem Grund eine weitere Bezugsperson zugeteilt, zu der dein Kind Vertrauen aufbauen kann. Bei der Wahl der Bezugspersonen kommt es vor allem darauf an, ob dein Kind diese auch akzeptiert. Wenn dein Kind die zugeteilte Person nicht mag, ist die Eingewöhnung zum Scheitern verurteilt. Wird schnell klar, dass dein Kind eine andere Betreuungsperson bevorzugt, dann suche das Gespräch mit der Kita-Leitung und wechsle den/die Bezugserzieher/in.

Manchmal sind schon kleine Veränderungen ausschlaggebend, dass es Probleme bei der Eingewöhnung oder auch später bei der Übergabe in die Kita gibt. Ein Umzug, die Geburt eins Geschwisterchens, der Verlust eines Haustieres, Probleme mit anderen Kindern oder auch ein familiärer Streit können Auslöser dafür sein, dass dein Kind nicht in die Kita will. Dein Kind ist verunsichert und sucht deshalb Schutz und Sicherheit bei dir, seiner Hauptbezugsperson. Was auch immer dahintersteckt, versuche, dem Problem auf die Spur zu kommen. Nur dann kannst du dein Kind dabei unterstützen, das Problem zu bewältigen. Wenn du nicht weiterkommst, dann bitte den/die Bezugserzieher/in um Hilfe.

Die Eingewöhnung geht schief – Was jetzt?

Auch noch Wochen später kann sich dein Kind nicht beruhigen lassen und will nicht in der Kita bleiben. Du hast alles versucht, aber es hilft nicht. Wie sollst du jetzt reagieren, wenn der sanfte Übergang einfach nicht funktionieren will?

In dieser extremen Situation ist es für dein Kind am besten, wenn dein Kind einfach noch ein bisschen mehr Zeit mit dir zu Hause verbringen kann. Denn durch Zwang lässt sich keine Besserung erreichen, sondern würde deinem Kind nur schaden. Gibt es in dieser Hinsicht mit deinem Arbeitgeber Probleme, können vielleicht die Großeltern aushelfen oder du suchst einen Platz bei einer Tagesmutter. Kannst du es dir finanziell leisten, wäre auch ein Babysitter eine geeignete Lösung.

Versuche es mit der Eingewöhnungsphase in der Kita nach zwei bis vier Monaten noch einmal. Dann wird es deinem Kind wahrscheinlich leichter fallen, sich von dir zu trennen.

Schule – Das nächste Level

Im letzten Jahr in der Kita wird dein Kind auf den nächsten großen Schritt in seinem Leben vorbereitet:

die Schule. Die meisten Kinder freuen sich auf die Schule, sind ganz aufgeregt und fragen sich, was sie dort alles erwartet. In den ersten Tagen geht es noch recht locker zu, doch dann beginnt der Ernst des Lebens. Es wird nicht mehr nur gespielt, sondern es wird einiges von den neuen Schülern erwartet. Sie sollen lange Zeit stillsitzen, zuhören und verstehen, was der Lehrer ihnen beibringen möchte. Bei einigen Kindern löst diese Situation sehr viel Stress aus, sie können sich einfach nicht in die neuen Gegebenheiten einfügen. Du als Bezugsperson hast die wichtige Aufgabe, Probleme zu erkennen und sie gemeinsam mit deinem Kind zu lösen, damit der Gang in die Schule kein Spießrutenlauf wird.

Die Einschulung

Der Tag der Einschulung ist einer der aufregendsten und wichtigsten Schritte im Leben deines Kindes. Nun gehört dein Kind nicht mehr zu den Kleinen, sondern ist schon groß. Es ist ganz natürlich, dass du bei der Einschulung deines Kindes auch ein bisschen aufgeregt bist. Lass dir das deinem Kind gegenüber jedoch nicht anmerken. Wenn dein Kind das Gefühl bekommt, dass auch du unsicher bist, wird sich dieses Gefühl auch auf dein Kind übertragen. Es wird an seinem großen Tag nervös und ängstlich. Diese Unsicherheit wirkt sich womöglich auf die folgenden Schultage aus. Gib also deinem Kind Sicherheit und strahle Ruhe sowie Zuversicht aus. Dann kann sich dein Kind weiterhin auf die Schule freuen.

Wichtig für einen gelungenen Schulstart ist die ausführliche Planung. Besprich mit deinem Kind den Tag der Einschulung ganz genau. Dein Kind muss wissen, was es erwartet. Gibt es einen Gottesdienst? Wer kommt noch alles mit zur Einschulung? Wie sieht die Nachmittagsplanung nach der Einschulung aus? Sind diese Fragen geklärt, fühlt sich dein Kind sicher und gut vorbereitet. Der Tagesablauf folgt einer geregelten Struktur, die deinem Kind Stabilität und Sicherheit gibt.

Vermeide unbedingt mögliche Stresssituationen am Tag der Einschulung. Lege die Anziehsachen für dein Kind zurecht, stelle die Schultüte fertig gepackt und griffbereit auf die Seite und sorge dafür, dass dein Wecker eine halbe Stunde früher als gewöhnlich klingelt. So haben du und dein Kind genügend Anlaufzeit, um euch auf den aufregenden Tag vorzubereiten, und morgendliche Hektik kann vermieden werden.

Um bei deinem Kind die Vorfreude auf die Schule zu verstärken, solltest du dich nur positiv über diesen wichtigen Schritt im Leben deines Kindes äußern. Suggeriere deinem Kind, das Schule und Lernen Spaß macht.

Hat dein Kind trotz all deiner Bemühungen immer noch Angst vor der Schule oder ist nervös, braucht es einen Anker, der ihm Sicherheit gibt. Das kann beispielsweise das Lieblingskuscheltier sein, welches dein Kind in den ersten Tagen in der Schule tröstet und beschützt. Schließlich sind die neuen

Erstklässler, obwohl sie nun zu den Großen gehören, die Kleinsten auf dem Schulhof. Das kann ziemlich beängstigend sein. Hat sich dein Kind an die neue Situation gewöhnt, kann auch der Beschützer zu Hause bleiben.

Die ersten Wochen in der Schule

Die ersten Wochen in der neuen Schule sind für viele Kinder sehr nervenaufreibend. Sie sind überfordert mit allen neuen Gesichtern der Mitschüler und Lehrer, die sie noch nicht richtig kennen, den fremden Räumlichkeiten und natürlich mit dem Unterrichtsstoff, den sie lernen müssen. Es ist anstrengend und macht oft nicht so viel Spaß wie die Vorschulaufgaben in der Kita. Schreiben und rechnen fällt schwer, vielleicht sind auch die Mitschüler schwierig oder die Lehrer sind zu streng. In dieser ersten Zeit musst du deinem Kind viel Mitgefühl und Verständnis entgegenbringen. Es ist wichtig, dass du viel mit deinem Kind über seinen Tag redest und dich für seine nun sehr anstrengenden Tage interessierst.

Dabei solltest du darauf achten, dass sich dein Kind nicht wie bei einem Verhör fühlt. Nur dann kann es sich dir gegenüber öffnen.

Es kann helfen, sich mit anderen Eltern auszutauschen, deren Kinder ebenfalls in derselben Situation sind. Erzählt euch, was eure Kinder in der Schule erleben und gebt euch Ratschläge, wie ihr die unterschiedlichen Probleme in den Griff bekommen könnt.

Damit dein Kind lernt, auch allein in der Schule zurechtzukommen, muss es lernen, einige Probleme selbstständig lösen zu können. Nimm deinem Kind also nicht alle Aufgaben ab, sondern steh ihm zur Seite, wenn es selbst einen Lösungsweg findet.

Stellst du fest, dass sich dein Kind komisch verhält, nachts wieder ins Bett macht, auffallend still oder aggressiv ist, dann suche den Kontakt zu den Lehrern. Diese haben die Kinder im Blick und bekommen auch Streitigkeiten zwischen den Schülern oder andere Probleme schneller mit.

Zusammen könnt ihr euch überlegen, welche Schritte die Situation für dein Kind verbessern könnten. In besonderen Fällen wäre auch ein Besuch beim Kinderarzt ratsam. Er kann notfalls die notwendige Hilfe vermitteln.

Lasse dein Kind die Hausaufgaben möglichst eigenständig erledigen. Oft ist es der Fall, dass Eltern ihren Kindern die Aufgaben anders erklären, als es die Lehrer in der Schule tun. Das kann für das Kind sehr verwirrend sein. Fungiere deshalb als Unterstützer und löse nicht die komplette Aufgabe für dein Kind.

Wenn dein Kind plötzlich nicht mehr in die Schule will

Am Anfang ist alles neu und aufregend, doch das Erwachen kommt bei einigen Kindern recht schnell. Sie fühlen sich überfordert und weigern sich, morgens in die Schule zu gehen. Werden die Kinder unglücklich oder verlieren sie die Lust an der Schule, stellt das die Eltern vor ein sehr ernstes Problem. Denn oft können sie nichts dagegen unternehmen. Die Hausaufgaben zu erledigen zieht sich stundenlang hin und manchmal kommen sogar Tränen. Das ist für die Kinder aber auch für die Eltern frustrierend. Doch mit Drohungen und Strafen kommst du in diesem Fall nicht weiter.

Der direkte Ansprechpartner in solchen Situationen ist natürlich der Lehrer oder die Lehrerin. Schildere die Problematik so ausführlich wie möglich, um mit der Lehrkraft gemeinsam die Ursache für das Verhalten deines Kindes herauszufinden. Auf dieser Basis lassen sich verschiedene Lösungswege erörtern.

Tipps, die dir helfen können, wenn dein Kind nicht in die Schule will.

- Höre genau hin, wenn dein Kind von der Schule erzählt. Denn oft erzählt es dir von seinen Schwierigkeiten, du nimmst es nur nicht wahr.

- Hat dein Kind Ängste oder Sorgen, dann ist es wichtig, diese auch ernst zu nehmen. Dabei ist es egal, wie unwichtig du diese Sorgen einstufst. Für dein Kind handelt es sich nämlich um ernste Probleme.
- Wenn dein Kind nur ungern mit dir über die Schule spricht, dann finde einen anderen Gesprächspartner für dein Kind. Möglichkeiten gibt es hier einige und vielleicht kennt dein Kind selbst jemanden, dem es sich anvertrauen möchte. Wichtig ist, dass dein Kind über seine Probleme reden kann.
- Setz dich zu deinem Kind und beobachte es genau, wenn es seine Hausaufgaben macht. Vielleicht hat es den Lernstoff nicht verstanden oder es hat Probleme mit der Aufgabenstellung? Wenn dir etwas in dieser Richtung auffällt, dann kontaktiere am besten die Lehrkraft. So hat diese die Möglichkeit, deinem Kind mit seinen Problemen beim Lernen zu helfen.

- Halte immer regen Kontakt mit der Lehrkraft. Sie kann ein Auge auf dein Kind werfen und es in der Schule beobachten. So könnt ihr gegenseitig eure Beobachtungen austauschen und die nötige Hilfe für dein Kind finden.
- Du musst deinem Kind dabei helfen, wieder mit Freude in die Schule zu gehen. Dabei ist es wichtig, das Selbstbewusstsein deines Kindes zu fördern. Auch Belohnungen für erfolgreich erledigte Aufgaben können eine Möglichkeit sein, um dein Kind positiv zu motivieren.

Die Pubertät – Abnabelung extrem

Kommt dein Kind in die Phase der Pubertät, dann wird es so richtig spannend. Denn die Gefühlswelt und der Körper deines Kindes spielen komplett verrückt. Kein Wunder also, dass du dein eigenes Kind vielleicht nicht wiedererkennst. Von heute auf morgen steht ein völlig fremdes Kind vor dir, das sich kommentarlos in sein Zimmer verkriecht, bis in die

Mittagsstunden schläft und unentwegt gegen dich rebelliert.

Für Eltern ist diese Phase in der Entwicklung am schwersten zu verkraften, denn die Jugendlichen stellen die Autorität der Eltern bei jeder sich bietenden Situation infrage. Auch wenn du es dir noch so sehr wünschst, dieser Phase kannst du nicht entkommen oder sie einfach überspringen. Du musst gemeinsam mit deinem Kind da durch, komme was wolle.

Das passiert mit deinem Kind

Im Alter zwischen neun und elf Jahren geht es los. Das Gehirn fängt an, erwachsen zu werden, und sendet die ersten Botenstoffe in den Körper deines Kindes. Die Produktion der männlichen oder weiblichen Geschlechtshormone tritt verstärkt ein, der Körper beginnt, seine geschlechtlichen Merkmale auszubilden. Spätestens dann, wenn eine Tochter sich den ersten BH wünscht und auf dem Kinn des

Sohnes Bartflaum sprießt, ist es offiziell. Das Kind befindet sich mitten in der Pubertät.

Das liebe Kind, das abends zu dir ins Bett gekrochen kam, wenn es einen Albtraum hatte, existiert jetzt nicht mehr. Ab sofort musst du dich mit einem Jugendlichen auseinandersetzen, der langsam beginnt, sich für das andere Geschlecht zu interessieren.

Ein Jugendlicher hat es sehr schwer in dieser verwirrenden Zeit, doch für die Eltern ist die Pubertät nicht minder einfach. Die Jugendlichen testen teilweise sehr aggressiv ihre Grenzen aus. Im Grunde handelt es sich um eine weitere Trotzphase, nur viel, viel schlimmer. Dein pubertierendes Kind beginnt, die Welt komplett zu hinterfragen. Sie bilden sich eine Meinung, wie die Welt zu sein hat und inwiefern sie sich verändern müsste. Alles, was die Erwachsenen entscheiden, ist der falsche Weg. Die Jugendlichen aber haben die Lösung parat. Diese Lösung ist zwar weder sozial noch wirtschaftlich vernünftig, aber in den Augen deines Kindes der einzige Weg.

In der Pubertät vollzieht sich die Abnabelung von den Eltern, dein Kind will endlich auf eigenen Beinen stehen. Es will selbst entscheiden, welche Kleidung es trägt, welchen Anstrich das Zimmer bekommt, welche Musik es hören will und mit welchen Menschen es sich trifft. Ob du mit den Entscheidungen deines Kindes einverstanden bist oder nicht, spielt für den Teenager keine Rolle.

Wie du mit deinem pubertierenden Kind umgehen solltest

Um in dieser schwierigen Zeit (die übrigens ein paar Jahre dauern wird) zurechtzukommen, musst du dir eine Pubertät-Überlebensstrategie zurechtlegen. Denn eines ist gewiss, diese Phase der Kindesentwicklung wird dich vielleicht sehr viele Nerven kosten.

Werde nicht der beste Freund deines Kindes: Indem du den Versuch unternimmst, jung, hip und cool zu sein, erreichst du damit leider nur eins. Du bist deinem Kind peinlich. Deine Aufgabe ist es nicht, deinem Kind ein Freund oder eine Freundin zu sein, überlasse das den Gleichaltrigen. Nein, du bist die Autoritätsperson. Du bist das Vorbild, an dem sich dein Kind orientieren kann. Du bist die Person, mit der sich dein Kind messen kann, und du bist der Mensch, der deinem Kind beibringt, was richtig und was falsch ist. Das ist eine wichtige Aufgabe, die du besser ernst nimmst. Selbst, wenn sie dir nicht immer Beliebtheitspunkte einbringt.

Dein Kind muss auch falsche Entscheidungen treffen: Du willst doch, dass dein Kind in dieser Welt bestehen kann, oder? Dann musst du zulassen, dass es sich eigenständig entscheidet. Auch wenn das bedeutet, dass dein Kind offensichtlich die falsche Entscheidung trifft. Selbst wenn du versuchen würdest, gute Ratschläge zu erteilen, würde dein Kind wahrscheinlich nicht auf dich hören. Also lass es am besten. Diese Verantwortung obliegt nun deinem Kind. Nur so kann es am eigenen Leib erfahren, wie sich falsche Entscheidungen auf das Leben auswirken können. Sei aber zur Stelle, wen sich dein Kind Hilfe suchend an dich wendet.

Hab Verständnis dafür, dass die Meinung der Freunde wichtig ist: Als Teenager ist man dem ständigen Gruppenzwang des Freundeskreises ausgesetzt. Du bist nicht cool, wenn du nicht das neueste Handy, die angesagten Sneakers oder einen Roller hast. Um 20 Uhr schon zu Hause sein? Die anderen dürfen auch bis Mitternacht weg. Dein Kind wird alles versuchen, um seinen Freunden zu gefallen. Das bedeutet eben auch, dass du so lange bearbeitet wirst, bis du den Wünschen deines Kindes nachgibst. Dein Kind muss nicht alles machen oder alles haben, was seine Freunde ihm vorgeben. Das mag für dein Kind frustrierend sein, doch du darfst nicht nachgeben. Zeige zwar Verständnis, aber gib dem Druck nicht nach. Schließlich hast du Prinzipien, die du an dein Kind weitergeben willst.

Respektiere die Privatsphäre deines Kindes: Auch wenn es verlockend ist, solltest du trotzdem niemals in den persönlichen Dingen deines Kindes herumschnüffeln. Tagebuch lesen, das Handy checken oder das Zimmer durchsuchen, sind absolut tabu. Selbst dann, wenn du denkst, dass du gar keine andere Wahl hast. Auch dann nicht, wenn du wirklich das Gefühl hast, dass dir dein Kind etwas Wichtiges verheimlicht. Und ganz bestimmt auch dann nicht, wenn du den Verdacht hast, dass dein Kind etwas Verbotenes tut.

Dein Kind hat, ebenso wie du, ein Recht auf Privatsphäre. Es gehört einfach zum Entwicklungsprozess dazu, dass dein Kind Geheimnisse vor dir hat und dir nicht alles erzählt. Hast du deinen Eltern immer alles gebeichtet, was du in deiner Jugend angestellt hast? Sicher nicht.

Das Vertrauen zwischen dir und deinem Kind darfst du auf keinen Fall aufs Spiel setzen. Vor allem dann nicht, wenn tatsächlich etwas im Argen liegt. Besser ist es, das Gespräch mit deinem Kind zu suchen, wenn du etwas auf dem Herzen oder einen begründeten Verdacht hast. Manchmal ist deinem Kind deine Meinung doch viel wichtiger, als du vielleicht glaubst.

Vergiss nicht, dein Kind über Sex, Drogen usw. aufzuklären: Das sind Themen, die kein Kind gerne mit seinen Eltern besprechen möchte, weil sie hochgradig peinlich sind. Doch dieses Gespräch ist äußerst wichtig. Überlege dir deshalb gut, wie du das Thema angehen willst. Vielleicht machst du dir vor dem Gespräch ein paar Notizen, damit du nicht den Faden verlierst.

Kläre dein Kind nicht nur über Liebe und Sex, sondern auch über Drogen und Partys auf. Kennt dein Kind die Gefahren nicht, die von Drogen ausgehen, wird es vielleicht blauäugig in die Sucht laufen. Sollte dein Kind auf eine Party wollen, mache bei eurem Gespräch deine Grundregeln für Partys klar. Dazu gehört, ob du deinem Kind erlaubst,

Alkohol zu trinken, wie es zur Party und wieder nach Hause kommt, mit welchen Freunden es die Party besucht usw.

Mithilfe im Haushalt: Jugendliche dazu zu bekommen, im Haushalt zu helfen, kann mitunter ziemlich schwierig sein. Du wirst dein Kind immer wieder bitten oder ermahnen müssen. Sicher, wenn du es selbst machst, dann ist es gleich erledigt. Doch geht es dir damit besser? Du wirst dich nur noch mehr aufregen, weil du für die Sauerei der ganzen Familie zuständig bist. Deshalb sei geduldig und gib ein bisschen Haushaltsverantwortung an dein Kind ab. Es kann helfen, einen festen Tag in der Woche zum Putzen einzuplanen. Hier muss jeder seine zugeteilten Aufgaben erledigen.

Handelt gemeinsam Kompromisse aus: Manchmal sind die Wünsche von Eltern und Jugendlichen grundverschieden. Das beste Beispiel ist hier wohl die erlaubte Ausgehzeit. Jugendliche wollen so lange wie möglich den Abend mit ihren Freunden genießen, während die Eltern vor Sorge fast umkommen, wenn das Kind auch nur eine Minute zu spät nach Hause kommt. Bei diesem Thema kommt es immer wieder zu Diskussionen.

Ein Kompromiss muss her, sodass beide Parteien mit dem Ergebnis zufrieden sind, der sogenannte dritte Weg. Finde bei einem Gespräch heraus, welche Bedürfnisse sowohl du als auch dein Kind befriedigt sehen möchten. Auf dieser Grundlage lässt sich dann die Lösung finden. Möchte dein Kind später nach Hause kommen? Dann soll es dich zum gewohnten Zapfenstreich anrufen (es hat heutzutage jeder ein Handy), dir Bescheid geben, wo es sich gerade aufhält und wie es nach Hause kommt. Auf diese Weise machst du dir weniger Sorgen und dein Kind kann den Abend noch eine Weile genießen.

Nimm es nicht persönlich, wenn dein Kind dich kritisiert: Bei einem Streit oder einer hitzigen Diskussion kann es schon einmal vorkommen, dass das ein oder andere unschöne Wort in deine Richtung fällt. Das Schlimme daran ist, dass im Gegenzug dann auch ein oder zwei unschöne Worte in Richtung deines Kindes fallen. Behalte also immer die Nerven, ganz egal, wie schlimm es ist. Mach dir bewusst, dass dein Kind gerade wütend ist. Das hat nichts mit dir persönlich zu tun. Artet euer Streit beinahe aus, dann solltest du dich erst einmal zurückziehen. Haben sich die Gemüter beruhigt, könnt ihr noch einmal das Gespräch suchen.

Vergiss nicht, dass du dein Kind über alles liebst: Jugendliche müssen gegen ihre Eltern rebellieren, um ihre eigene Persönlichkeit zu entwickeln und selbstständig zu werden. Doch wir Eltern müssen nicht gegen unsere Kinder rebellieren. Wir müssen uns unseren Kindern gegenüber solidarisch zeigen, ihre Beweggründe verstehen und sie auch trotz oder gerade wegen ihrer Fehler, die sie in dieser Zeit begehen, bedingungslos lieben. Jugendliche brauchen den Halt und den Zuspruch der Eltern, auch wenn sie es nicht immer zeigen.

Sie es doch einmal so. Manchmal machen wir Erwachsenen aus einer Mücke einen Elefanten. Wir nehmen vieles, das Kinder uns an den Kopf werfen, einfach zu ernst und setzen dann die falschen Prioritäten. Anstatt immer gegeneinander zu schießen, sollten wir versuchen, unser Kind zu lieben und zu unterstützen. Nur so kann dein Kind lernen, sich auch in der schwierigen Phase der Pubertät selbst zu lieben und sich so zu akzeptieren, wie es ist.

Wann die Alarmglocken läuten

Ein Jugendlicher ist in seiner Psyche noch nicht gefestigt, fühlt sich unsicher und noch nicht als vollwertiger Erwachsener. Dass es in der Pubertät also auch zu psychischen Problemen kommen kann, ist leider öfter der Fall, als man denkt.

Depressionen oder eine dauerhafte Niedergeschlagenheit (Dysthymie) sind bei Jugendlichen keine Seltenheit und vor allem Kinder mit einem geringen Selbstwertgefühl sind hierfür anfällig. Leistungsdruck, Mobbing durch Gleichaltrige oder körperlicher und seelischer Missbrauch können zu Depressionen führen. Doch Mobbing ist kein Phänomen, das erst im Jugendalter oder während der Pubertät zu ernsthaften Konsequenzen führen kann. Bereits in der Kita könnte dies beginnen, wenn das Kind aufgrund eines auffälligen Merkmals oder abweichenden Verhaltens von anderen ausgegrenzt wird. Der Rückhalt der Familie ist bei solchen Fällen besonders gefragt. Halte deine Augen offen. Realisiere, wenn sich dein Kind ungewöhnlich ruhig und zurückhaltend verhält. Das könnten erste Anzeichen dieser Störungen sein.

Anhaltende Stresssituationen, Probleme in der Familie und im Freundeskreis sowie anhaltender Druck können bei Jugendlichen auch Angststörungen auslösen. Die Symptome dieser Störung sind allerdings vielfältig, deshalb ist eine Angststörung nicht so leicht zu erkennen. Wenn dein Kind unter chronischen Bauchschmerzen leidet, nachts nicht richtig schlafen kann oder auch generell leicht reizbar ist, können das die ersten Anzeichen einer Angststörung sein.

Ein geringes Selbstwertgefühl, Kontrollverlust sowie Mobbing mit Bezug auf das Aussehen können Essstörungen wie Magersucht oder Bulimie begünstigen. Jugendliche haben generell ein Problem mit ihrem Körper und sehen sich selbst eher kritisch im Spiegel an. Am liebsten würden sie dem favorisierten Schönheitsideal entsprechen. Denn nur wer schön und schlank ist, wird von den Menschen geliebt und ist erfolgreich. Das jedenfalls wird im Fernsehen, in den Zeitschriften und auch auf den sozialen Netzwerken immer wieder behauptet. Bereits im Kindesalter kann ersichtlich werden, ob sich das Kind so angenommen fühlt, wie es ist, oder ob schon erste Probleme mit dem Selbstbild vorliegen, was natürlich eng mit der Reaktion und dem Verhalten der anderen korrelieren kann. Kinder werden also meistens nicht erst in der Pubertät zur Zielscheibe für Mobbing.

Spätestens in der Jugend wird dann eine Diät nach der anderen ausprobiert, ohne jedoch über die Folgen für den heranwachsenden Körper nachzudenken. Die Kontrolle über das eigene Gewicht wird zur Sucht. Die Wahrnehmung zum eigenen Körper wird verzerrt. Selbst Jugendliche, die schon krankhaft dünn sind, sehen sich selbst im Spiegel als zu dick.

Wenn dein Kind an einer Essstörung leidet, dann kann es diese in der Regel sehr gut vor dir verstecken. Sei deshalb wachsam und achte darauf, wann und wie viel dein Kind isst. Wenn dein Kind sich unwohl fühlt und abnehmen möchte, ist das an und für sich in Ordnung. Allerdings nicht durch eine Diät, sondern lieber durch gesunde, ausgewogene Ernährung.

Wenn dein Kind gewalttätig ist, sich an keine Regel halten kann, immer ärger macht und vielleicht sogar mit dem Gesetz in Konflikt gerät, dann ist wahrscheinlich nicht nur die Pubertät daran schuld. Möglicherweise leidet dein Kind an einer antisozialen, oppositionellen Störung. Diese Jugendlichen nehmen auf ihre Mitmenschen keinerlei Rücksicht, sehen sich und ihre Handlungen vollkommen im Recht, handeln meist, ohne nachzudenken, und zeigen nicht einmal vor Autoritätspersonen den notwendigen Respekt.

Stellst du fest, dass dein Kind unter einer dieser Störungen leidet, dann kommt es aus dieser Situation ohne Hilfe nicht wieder heraus. Am besten informierst du dich bei Hilfsorganisationen. Dort bekommst du hilfreiche Tipps und Ratschläge, wie du deinem Kind helfen kannst und wenn nötig die Kontaktdaten zu Kliniken oder Therapeuten in deiner Nähe.

Irgendwann ist die Pubertät vorbei

Auch wenn du das Gefühl hast, dass dein Kind ewig in der pubertierenden Phase bleibt, irgendwann habt ihr es überstanden und dein Kind hat sich von einem rebellischen Jugendlichen zu einem verantwortungsbewussten Erwachsenen entwickelt. Mit dieser doch erfreulichen Aussicht fällt es dir vielleicht ein bisschen leichter, auch in Konfliktsituationen die Ruhe zu bewahren. Bist du deinem Kind gegenüber aggressiv, wird es auch mit Aggressionen gegen dich oder gegen sich selbst zurückschießen, anstatt sein Verhalten zu hinterfragen oder verantwortungsbewusst zu handeln.

Habe Vertrauen in dein Kind. Auch wenn es nicht so aussieht, wird es mit deiner Geduld, deiner Liebe und deinem Respekt auch die Pubertät überleben.

Ausklang

Eltern sind auch nur Menschen und sind wir einmal ehrlich, niemand ist perfekt. Bei der Geburt eines Kindes werden alle Eltern ins kalte Wasser geworfen. Niemand kann zu einhundert Prozent erahnen, was ihn mit einem Kind erwarten und ob man immer die richtige Entscheidung zum Wohle des Kindes treffen wird. Doch das wichtigste, das dein Kind braucht und das du ihm immer geben kannst, ist deine Liebe.

Nur indem du deinem Kind die Zuneigung und das Verständnis gibst, das es benötigt, kannst du ihm beibringen, sich selbst zu lieben. Das ist in erster Linie die wichtigste Voraussetzung dafür, dass dein Kind sich zu einem gesunden Erwachsenen entwickeln kann, der mit sich selbst und mit der Welt um sich herum im Reinen ist.

Eine harmonische Eltern-Kind-Beziehung stärkt dein Kind und macht es resistent gegen die Schwierigkeiten, die es in seinem Leben erwarten wird. Hat dein Kind gelernt, sich selbst so anzunehmen, wie es ist, kann es auch die Menschen um sich herum annehmen und Beziehungen eingehen. Wer sich selbst liebt, hat auch die Gabe, andere zu lieben, zu respektieren und anzunehmen. Durch ein gestärktes Selbstwertgefühl ist es möglich, seine Träume und Ziele erreichen zu können und seinen Platz in dieser Welt zu finden. Das ist es doch, was wir uns alle für unsere Kinder wünschen.

Doch auf dem Weg dorthin werden uns viele Steine in den Weg gelegt, einige davon sogar von uns selbst. Die Erfahrungen, die wir Eltern in unserer eigenen Kindheit gesammelt haben, wirken sich auf die Erziehung des eigenen Kindes aus. Hattest du selbst eine liebevolle und schöne Kindheit, ist es für dich kein Problem, diese Gefühle an dein eigenes Kind weiterzugeben. Hast du aber stattdessen gemischte oder gar schlechte Gefühle, wenn du dich an deine

Kindheit zurückerinnerst, dann haben dich diese Ereignisse auch negativ geprägt.

Das heißt natürlich nicht unbedingt, dass dich deine eigene, schlechte Kindheit auch zu einer schlechten Mutter oder einem schlechten Vater macht. Du empfindest eine tiefe Liebe für dein Kind und würdest es niemals willentlich verletzen. Doch du wirst in der Erziehung auf Situationen stoßen, in denen du dich deinem Kind gegenüber womöglich falsch verhältst und somit die Entwicklung deines Kindes negativ beeinflusst.

Mit diesem Buch wollte ich dich auf deine Verantwortung aufmerksam machen, die du deinem Kind und seiner Entwicklung gegenüber hast. Denn oft sind sich Eltern nicht richtig bewusst, dass sie maßgeblich mit ihrem Verhalten dem Kind gegenüber dazu beitragen, ob das Kind in der Lage ist, sich selbst lieben und akzeptieren zu können.

Ich hoffe, du konntest auch einige neue Erkenntnisse über das Verhalten deines Kindes erhalten. Denn

Verständnis ist der erste Schritt, wenn du etwas verändern möchtest. Bei den meisten Konfliktsituationen, die du mit deinem Kind erlebst, geht es nicht darum, dass dich dein Kind vielleicht ärgern oder gar provozieren möchte (außer in der Pubertät, hier geht es allgemein um Provokation). Vielmehr streitet sich dein Kind mit dir, weil ihm etwas fehlt, das nur du ihm geben kannst. Die Bedürfnisse deines Kindes musst du unter allen Umständen berücksichtigen, damit es ein gesundes Selbstwertgefühl entwickeln kann.

Der Verzicht jeglicher Gewalt ist dabei unerlässlich. Gewalt, egal ob nun körperlich oder psychisch, schadet nicht nur der kindlichen Seele, sondern zerstört auch deine Beziehung zu deinem Kind. Durch Gewalt werden Probleme nicht gelöst, sondern es entstehen immer wieder neue. Behalte immer im Gedächtnis, das du dein Kind nicht klein machen, sondern stärken möchtest. Das funktioniert nicht mit Gewalt, sondern nur durch Liebe, Respekt, Vertrauen, Sicherheit, Geborgenheit und Geduld.

Jeder Mensch, ob groß oder klein, hat das Recht und auch die Fähigkeit, sich selbst zu lieben. Selbstwertgefühl ist nichts, das du mit einem Fingerschnipsen erhalten kannst. Es muss wachsen und liebevoll gepflegt werden. Nur dann kann der Mensch in seiner ganzen Pracht und Schönheit erblühen.

Ich wünsche dir, dass du deinem Kind dieses Geschenk geben kannst.

Als ich mich wirklich
selbst zu lieben begann,
habe ich mich von allem befreit
was nicht gesund für mich war,
von Speisen, Menschen, Dingen,
Situationen
und von allem, das mich immer
wieder hinunterzog,
weg von mir selbst.
Anfangs nannte ich das
"gesunden Egoismus",
aber heute weiß ich, das ist
"Selbstliebe".

// Zitat Charlie Chaplin

Schlusswort

Vielen Dank fürs Lesen des Buches. Vielen Dank, dass du dir die Zeit genommen und dich auf die Selbstliebe Reise mit deinem Kind gemacht hast. Sollte dir das Buch gefallen, sollten dein Kind und du schon mitten am Weg sein und das Ziel vor Augen haben, solltet ihr aber vielleicht erst gerade losgegangen sein, und das frohen Mutes, dann würde es mich sehr freuen, wenn du dir zwei Minuten Zeit für mich nimmst. Schreib mir, was Dir besonders gut gefallen hat, was du mitnimmst, wo dich das Buch unterstützt, was du umsetzen kannst - und natürlich auch, wenn Dir etwas nicht gefallen hat, und warum nicht. Ich lese jede Bewertung garantiert persönlich und freue mich über das ehrliche Feedback. Es hilft mir mich weiter zu verbessern und tut sehr gut wenn es positives Feedback ist ;)

Was ist dabei für dich zu tun?

- auf Amazon.de gehen
- „Mein Konto“ aufrufen
- „Meine Bestellungen“ aufrufen
- „Schreiben Sie eine Produktrezension“ klicken
- Rezension schreiben (mind. zehn Wörter)

Alles Liebe zu Dir, herzlichst,

Deine Caren

IMPRESSUM

1. Auflage

Kontakt: Harald Rienößl, Gredlerstraße 4/11, 1020 Wien

Covergestaltung: 100covers.com

HAFTUNGSAUSSCHLUSS

Der Inhalt dieses Buches wurde mit größter Sorgfalt und nach besten Wissen und Gewissen gestaltet. Im Hinblick auf Richtigkeit, Aktualität und Vollständigkeit der zur Verfügung gestellten Informationen kann der Autor keine Haftung übernehmen. Die Geltendmachung von Ansprüchen jeglicher Art ist ausgeschlossen.

URHEBERRECHT

Printed in Poland
by Amazon Fulfillment
Poland Sp. z o.o., Wrocław

86693779R00101